這樣照做就不累！圖解

一流運動員都在實踐的100種方法

不費力、更有效率、減輕肌肉和關節的疲勞

運動防護員 夏嶋 隆 著　龔婉如 譯

閱讀本書，

你的**疲累**將**一掃而空**。

為什麼閱讀本書就能讓你不再疲累呢？
因為本書介紹的所有方法，都源自於：

人體解剖學×動作分析學×日本傳統身段

適合日本人的骨骼與肌肉結構，
每個方法都能幫助各位的動作更加順暢。

日常生活之所以讓人感覺疲倦，
正是因為活動肢體時沒有考量到骨骼與肌肉結構所致。

因為大家都亂用身體，
沒有事先閱讀「人體的使用說明書」，

才會在不知不覺中累積疲累，
即使花八個小時睡覺或休息，也無法消除疲累。
還有些人非常有研究精神，學習了國外最新的知識和方法，
但還是無法順利消除疲累。
那是因為這些方法並非針對日本人的骨骼及體格所設計。

本書以工作及日常生活中的各種場景為例，
為各位介紹我們該怎麼動才不會累、怎麼動才能達到最好的工作表現。

可說是完美融合了先人的智慧與科學根據，是一本最適合我們身體狀況的

「避免造成疲累的人體使用說明書」。

以工作場合為例

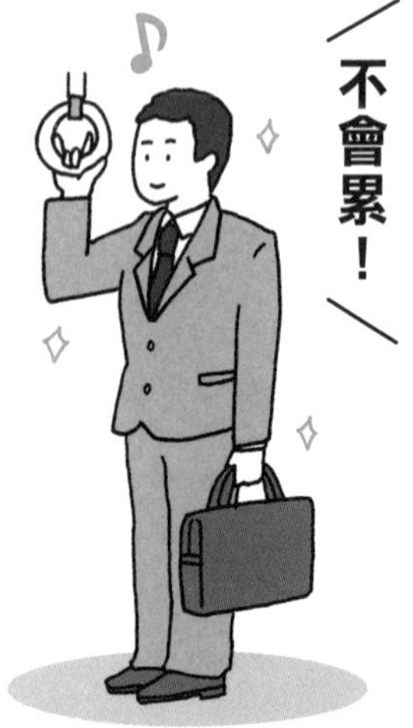

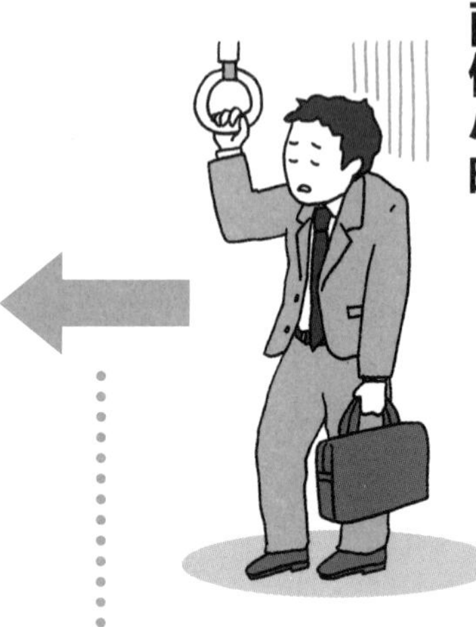

範本

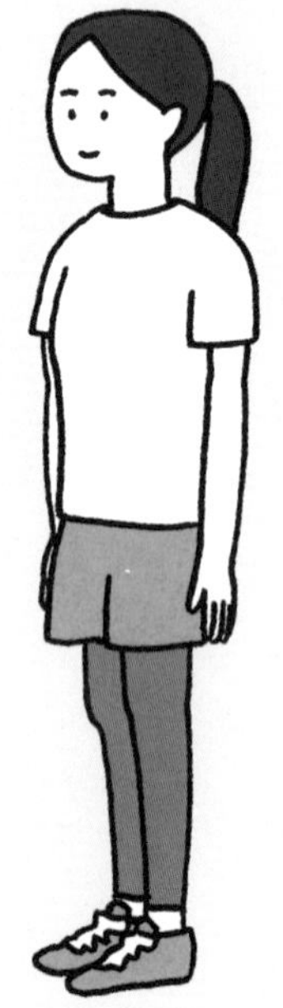

採取「不會累的站姿」

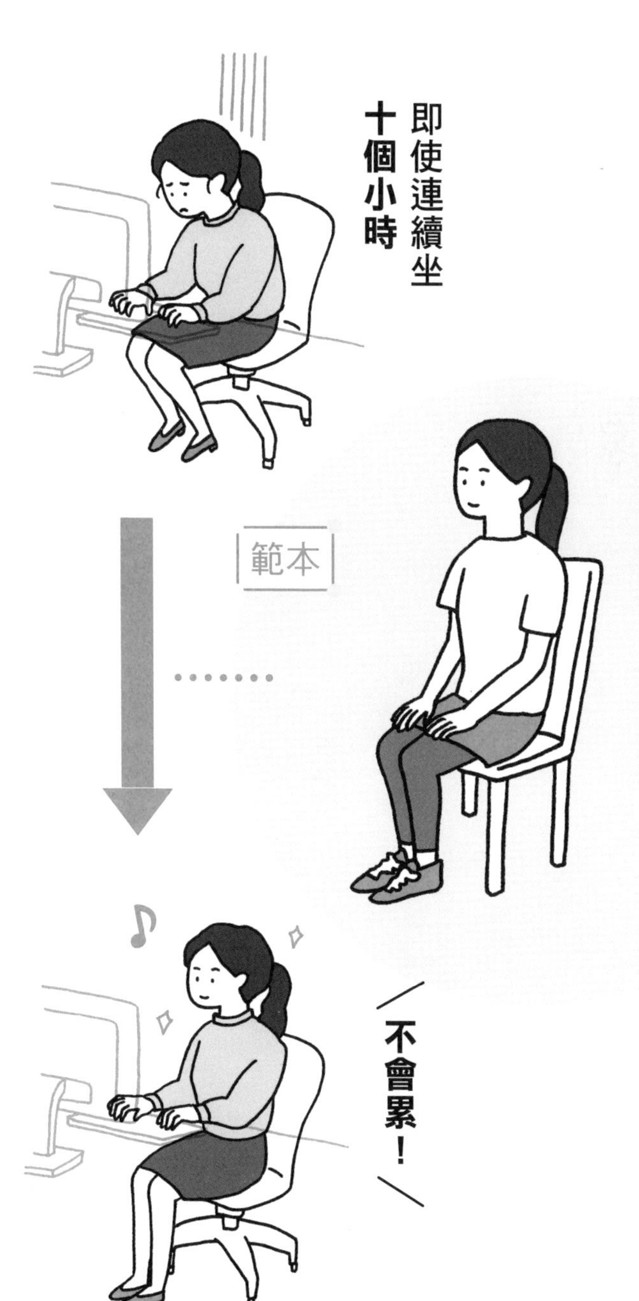
即使連續坐
十個小時
範本
採取
「不會累的坐姿」
不會累！

以日常生活為例

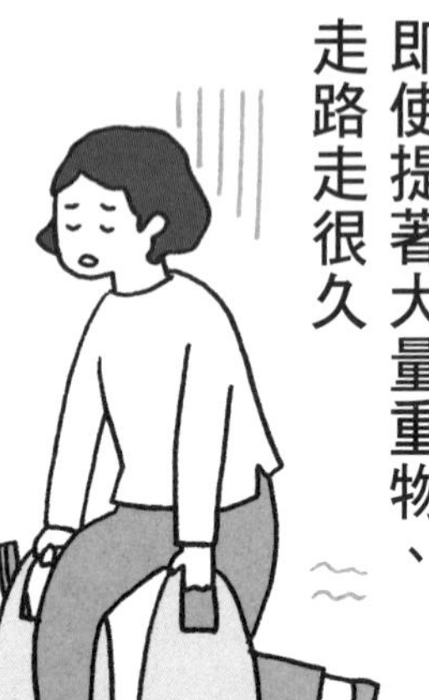

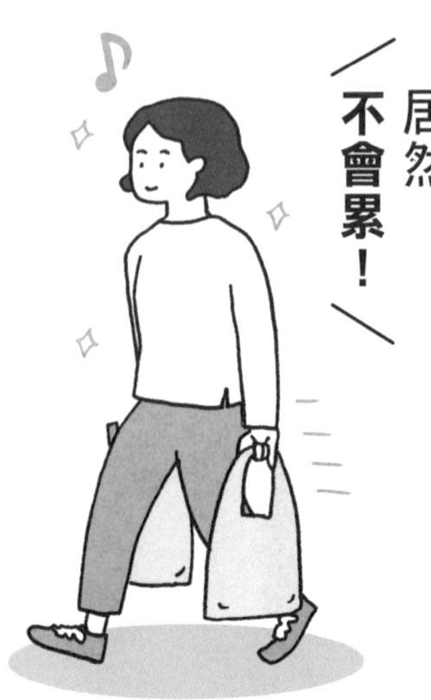

範本

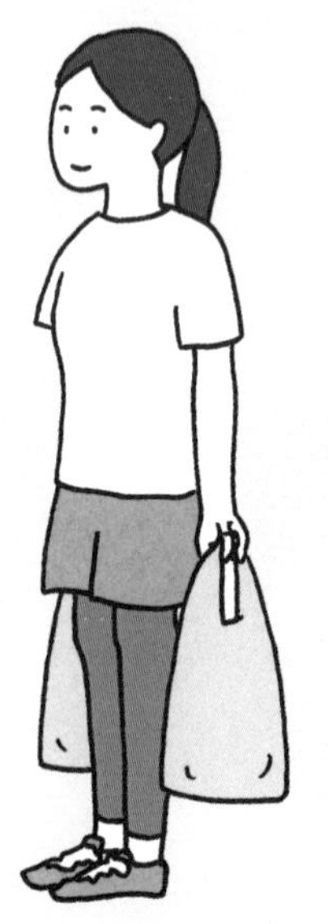

採取「不會累的提物姿勢」

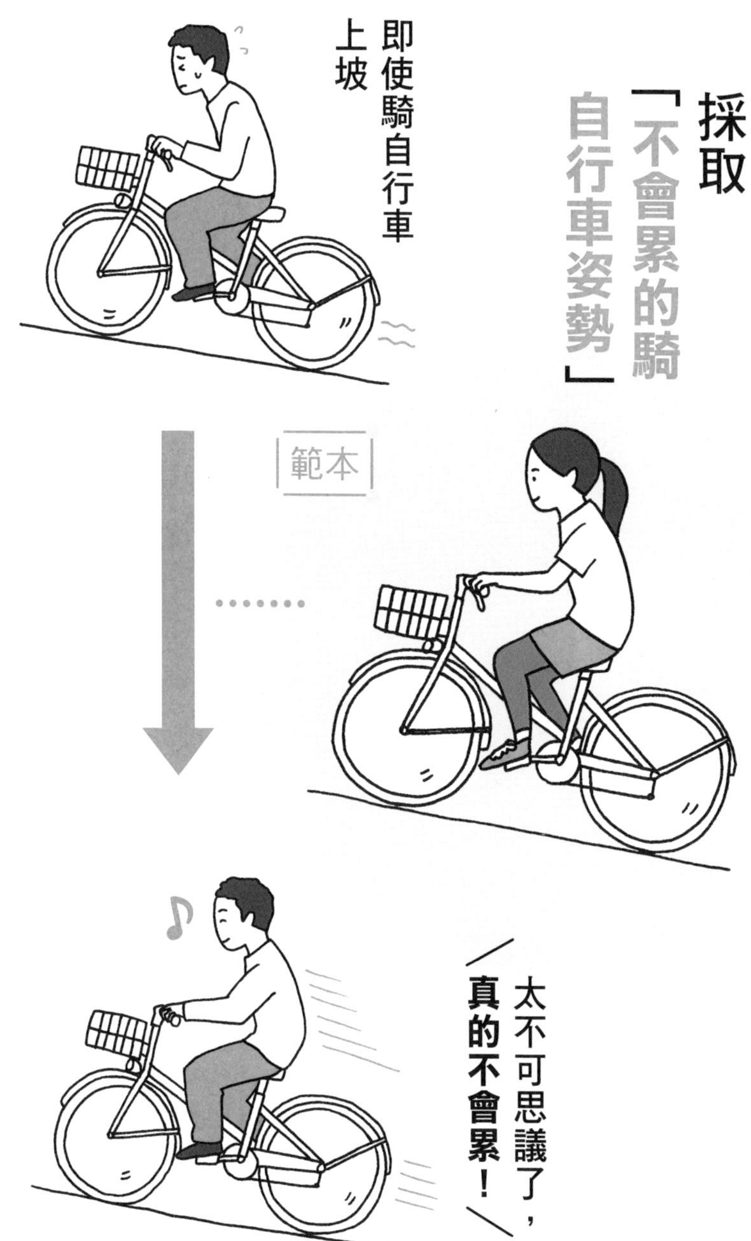
採取「不會累的騎自行車姿勢」
即使騎自行車上坡
範本
太不可思議了，真的不會累！

如同以上示範，從工作場合到日常生活，
各種狀況之中都能輕鬆自在地活動，效果絕對超乎各位的想像。
最早採納這些理論的，是各領域的頂尖運動員，
專業領域橫跨職業足球、職業棒球、排球、籃球、橄欖球、格鬥技、田徑等範疇。

特別是足球界的前日本隊代表中山雅史和久保龍彥等，
目前活躍於職業足球聯賽中的三十多名選手。
這些選手都曾親身實踐書中介紹的方法，
養成了「不會累的身體」並持續活躍於體育界。

而你就是下一位。

只要養成「不會累的身體」，
不但能提升工作和生活中的表現，
心理層面也會更加開朗，
進而提升人生的幸福感。

現在開始，
就運用本書介紹的方法擊退「疲累」這個人生大敵吧！

前言

一流運動員都在實踐本書中的方法

各位讀者好，我是運動防護員夏嶋隆。

身為一個「動作分析」專家，過去我曾協助許多運動員進行訓練。所謂動作分析，指的是觀察並記錄運動員的動作，根據運動學、解剖學、物理學等理論，找出「符合人體結構的正確動作」進行驗證，並將驗證結果運用於運動場上的一種研究。

許多活躍於職業足球、職業棒球、籃球、格鬥技、田徑場上的運動員都曾向我尋求協助。而我所做的，就是分析他們的動作、提供物理治療，並幫助他們減輕疲累與疼痛。義大利足球甲級聯賽（Lega Serie A）的外籍球員、前日本國家隊代表中山雅史和久保龍彥、曾擔任日本職棒廣島鯉魚隊教練的知名外野手等人都曾接受過我的協助，許多專業運動員對我提供的照護予以高度肯定。

運動員隨時身處於疲勞與受傷的風險之中。

大部分的原因都來自「錯誤的姿勢和動作」。久保選手還在日本代表隊的時候，長期為腰痛所苦，接受醫生的治療還是無法根治，抱著死馬當活馬醫的心態找上了我。

雖然後來很可惜沒能來得及在他回歸國家代表隊之前治好，但久保選手還是因為學會了「正確的姿勢和動作」而成功克服腰痛的煩惱。在平均退休年齡為二十六歲的職業足球聯賽之中，直到三十八歲才正式引退。

本書介紹的「不會累的姿勢和動作」是我根據三十年來從事「動作分析」研究後所歸納出來的方法，任何人都可以輕鬆上手。

不論是運動員或一般民眾，如果在不知不覺中習慣了不符合人體結構的姿勢與動作，就會加重身體的疲勞感，也會影響日常表現，甚至提高危險性。

想要身體維持在最佳健康狀態，正確的姿勢和動作是不可或缺的。

打造「不會累的身體」的一百種方法

日本堪稱「疲勞大國」。

根據日本文部科學省疲勞研究組進行的調查指出，**大約有六成日本人都「帶著慢性疲勞在生活」**。

另外一項以三千名上班族為對象的最新問卷調查中，**超過八成的人表示「經常感覺疲累」**。

相信正在閱讀本書的你也是其中之一。

・早上起床後還是覺得累
・走沒多久就累了
・站一下就累了
・總覺得肩、頸、腰部有倦怠感

許多人都有以上症狀，卻出於「反正也不是病」的想法而放任不管、繼續忍耐。

事實上，**疲勞和疼痛、發燒並列生物體內發出的三大警訊。**放任不管的話，最嚴重可能會導致「過勞死」這種無可挽回的後果。

為什麼日本人會這麼累呢？

「疲累」是由各種原因綜合而成，例如過度勞動導致精神疲勞、身處於資訊爆炸時代而造成大腦疲勞等。**但無法消除疲勞的最大原因之一，在於日本人早已習慣各種「造成疲累的姿勢」及「造成疲累的動作」。**因為這些「造成疲累的姿勢和動作」使疲勞物質持續累積於體內，讓我們一直處於慢性疲勞的狀態。

本書嚴選各種方法，協助讀者將**「容易疲累的姿勢和動作」**轉換為**「不會疲累的姿勢和動作」，改善身體的疲勞，幫助各位打造「不會疲累的身體」**。並以各種生活場景示範怎麼樣的姿勢和動作才不會增加身體的負擔。

此外，還會介紹多種有效消除「精神疲勞」與「大腦疲勞」的方法，幫助你從各個層面消除現代人的「疲勞」通病。

以合乎道理的方式為你打造「不會疲累的身體」

在動作分析的研究過程中，日本自古以來流傳已久的「合氣道」吸引了我的注意。

應該很多人看過身形瘦小的合氣道教練輕輕鬆鬆就將體型龐大的肌肉男摔飛出去的影片，這裡說的就是那個合氣道。

合氣道的歷史非常悠久，據說最早是由鎌倉時代源義家的胞弟新羅三郎義光所立下的基礎。之後傳到甲斐※的武田家族，二戰結束後，鹽田剛三開設道館「養神館」，從此合氣道便流傳於一般百姓之間。據說就連拳王泰森、相撲力士天龍和柔道家木村政彥等各領域中的頂尖運動員也非常推崇。

為什麼練合氣道就能擊倒比自己體型高大的人呢？

那是因為**合氣道著重的是善用自己的身體，再搭配符合人體結構的姿勢、動作與施力方式**。

日本傳統武道中，將合乎道理的姿勢、動作與施力方式稱為「理合」。只要以合乎道理的方式運用身體，就能在不費力的狀況下發揮超乎預期的力量。因此，體型嬌小的人也能輕鬆打倒高壯的大男人。

「不會疲累的姿勢和動作」指的就是「合乎道理的姿勢和動作」。

只要是合乎人體結構的「站姿」、「走路方式」、「坐姿」，就能像合氣道一樣，可以在不費力的狀態下更有效率地運用身體，減輕肌肉和關節的疲勞感。也因此能使身體不容易感覺疲累。

於是我以動作分析與合氣道等各項日本自古以來的武道動作為基礎，整理出四個「理合」，可以讓一般民眾在日常生活中不容易感覺疲累。

- 不會疲累的理合① 降低重力傷害的「解放重力姿勢」
- 不會疲累的理合② 引導出全身力量的「戰鬥姿勢」
- 不會疲累的理合③ 三種符合人體結構的「三個動作重點」
- 不會疲累的理合④ 善用遠端位置與槓桿原理「符合力學原理的肢體動作」

詳細內容請參考後文的仔細介紹。**只要靈活運用這四個理合，任何時候都不必擔心多費力氣，能輕鬆降低對身體的負擔。**

本書第一部分所介紹的「站姿」、「坐姿、起身」、「走路」、「做家事」、「搬運」、「育兒、看護」、「開車」等動作，也會分別為各位介紹各種更有效率且符合以上四個理合的方法。

「不會疲累的生活習慣」還能阻隔精神疲勞！

想要打造不會疲累的身體，除了「不會疲累的姿勢和動作」之外，**同時也要記得隨時留意身心健康。**

因此書中第二部分裡將為各位介紹各種消除疲累的「飲食法」、「沐浴法」、「睡眠法」、「消除疲勞的伸展運動」和「心理層面的練習」。

許多慢性疲勞的人都有腸道環境不佳的問題，**想要消除疲勞，藉由「飲食」調整腸道環境是非常有效的。**

此外，若有無法熟睡、很難入睡的睡眠障礙問題，會使自律神經失衡。自律神經掌控著一個人的身心健康，若功能不好的話，就會引發慢性疲勞。想要維持自律神經平衡，必須**重視「沐浴」和「睡眠」，讓身體在夜間獲得充分休息。**

書中還將介紹多種能有效消除肩膀疼痛、腰痛、手腳冰冷、水腫等症狀的「伸展運動法」，以及維持心情與大腦不易疲累的「心理層面的練習法」。

以上這些方法，都是頂尖運動員在生活中採用的方法。

消除肉體疲勞之餘，只要能從內到外，甚至照顧到心靈層面的健康，就能打造出**「一輩子都不感覺疲累的身體」**，這麼說一點也不為過。

強力建議各位讀者一試。

任何場景地點、任何時候，都能打造「不會疲累」的最強身體

這幾年我所遇到的每一個人看起來都非常累，甚至到了令人擔心的程度。這也是我撰寫本書的動機。

第一次與本書責任編輯和出版社工作人員見面的時候，每一個人的身上也都散發出活著似乎就是一種折磨、疲累不堪的氣息。看在我的眼中，總會冒出各種「那樣坐、那樣走當然會累啊！」的想法。

或許這也是沒有辦法的事情。

不論是求學階段或是出了社會之後，從來沒有人教導我們什麼是「不會累的姿勢和動作」或「不會累的生活習慣」。那是因為沒有人知道真正有效的方法。

後來其中一位工作人員嘗試了本書中的方法，不但大幅度減輕疲勞感，甚至

痛了十年以上的腰也不痛了，讓他本人非常驚訝。那是當然的了，因為**只要動作符合理合，就能消除疲勞，甚至還能改善身體的疼痛與不適。**

因為只要改變姿勢和動作，就能改善血液循環，找回身體原有的生命力。接下來的人生還很長，想要健康、正向度過往後的每一天，請各位務必多多運用書中介紹的方法。

過去我曾指導許多因傷所苦的運動員，都是運用這套以理合為基礎的理論，希望這些方法帶著他們走過人生的低潮。

如同前文所提，一般民眾也和運動員一樣每天被各種壓力壓得喘不過氣來，為了在時代的變化中求生存，每天都過得疲累不堪。

光從疲累不堪這一點來看，說不定經常接受我們這些專業人士輔導的運動員都還沒這麼慘呢。

本書的誕生，是我在指導運動員的過程中，整理出符合一般民眾日常生活中各種場景可能會遇到的狀況，經過不斷嘗試後終於完成。

各位不需要將整本書從頭到尾全部讀過一遍，也不需嘗試每一種方法。看過目次之後，可以先翻到符合自己需求的項目。或是先找到適合父母、家人、朋友的章節，讀完之後再傳授他人。

希望更多人都能從本書的某些章節找到遠離疲勞的方法，帶領更多人走出疲累的陰影。

就從現在開始，告別「今天也好累喔……」這句口頭禪吧！

夏嶋 隆

※**甲斐**：位置相當於現在的山梨縣。

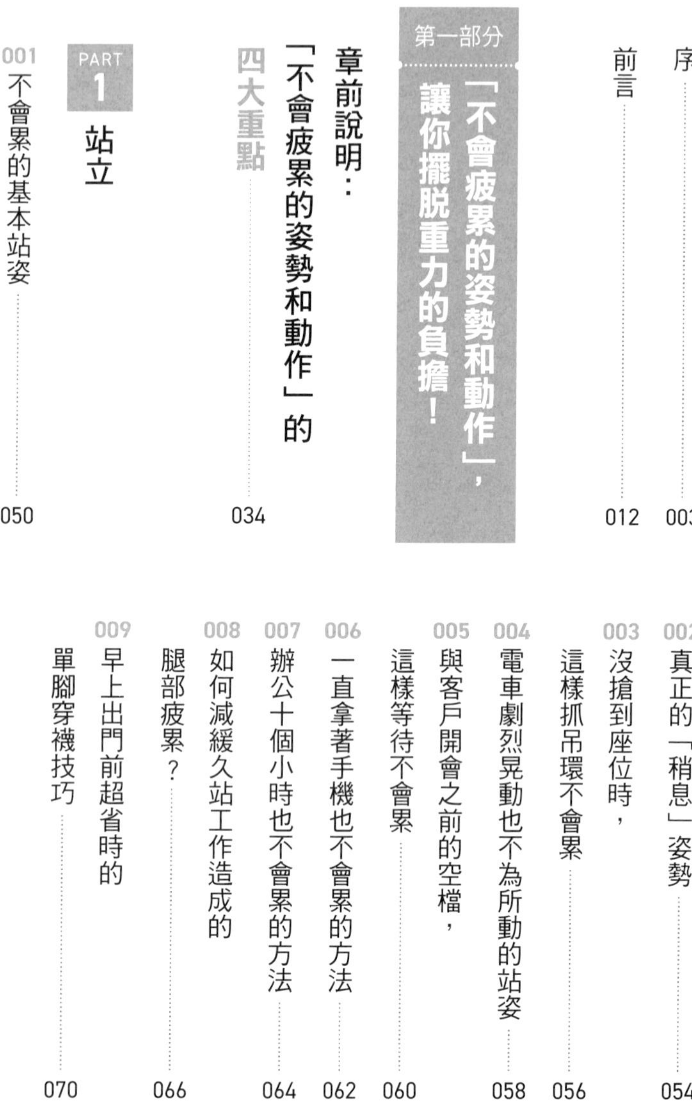

PART 3 走路

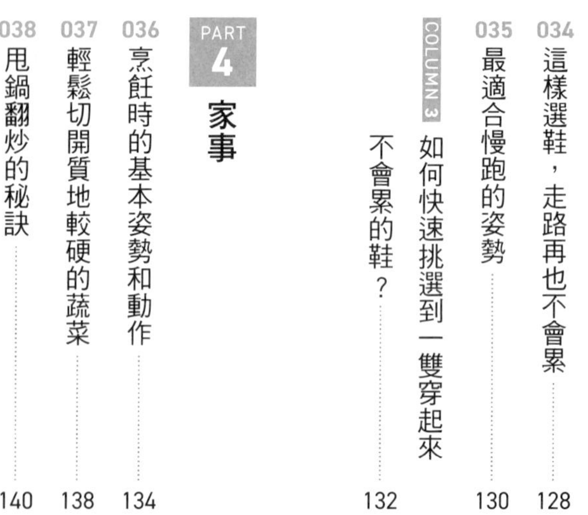

PART 4 家事

PART 5 搬運

PART 6 育兒、看護

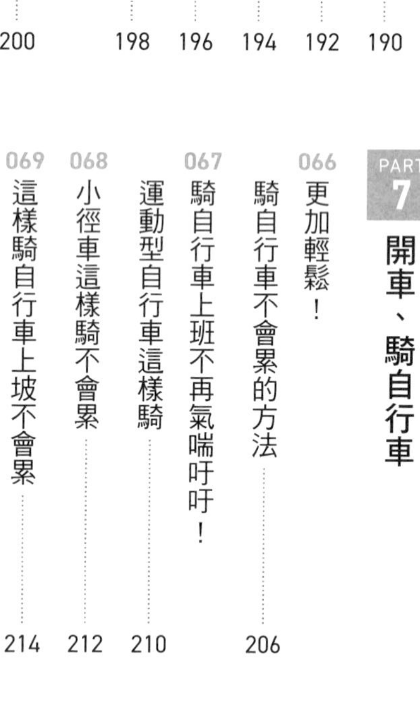

PART 7 開車、騎自行車

第二部分
培養「不會累的生活習慣」，大幅消除疲勞！

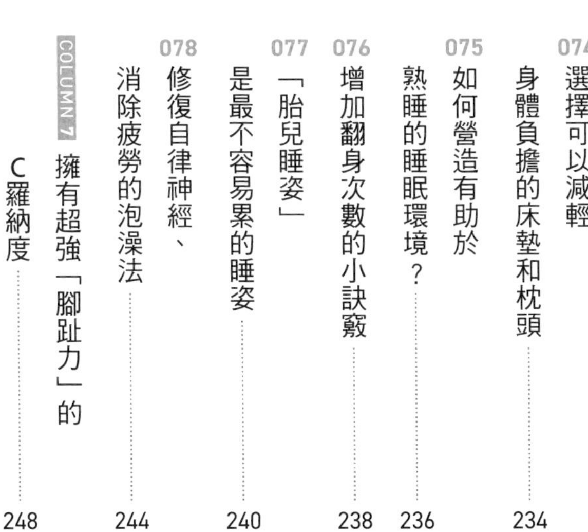

PART 8 睡眠

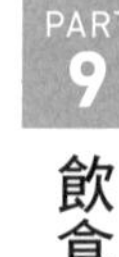

PART 9 飲食

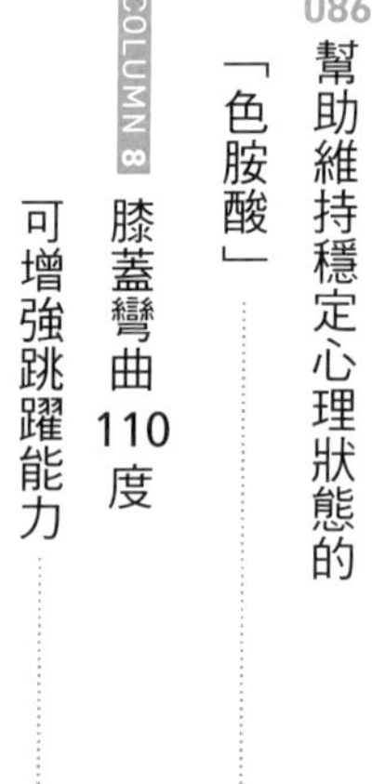

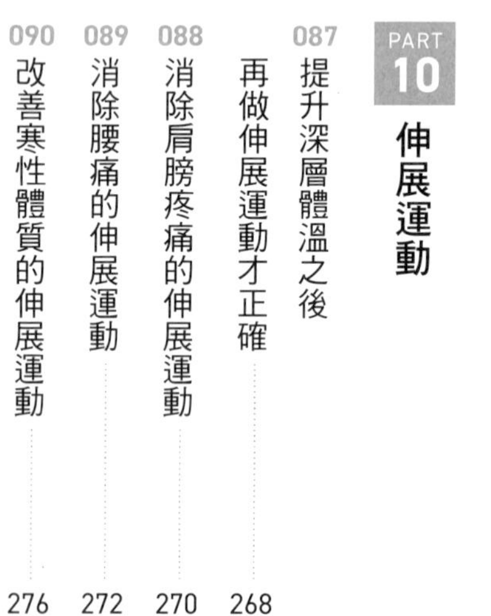

PART 10 伸展運動

PART 11 心理層面

＊本書刊載資訊為二〇二一年四月二十三日時的資訊。

這裡介紹日常生活中各種「不會疲累的姿勢和動作」及其祕訣。學會這些不會累的姿勢和動作後，馬上就不再感覺疲勞，效果出乎意料。

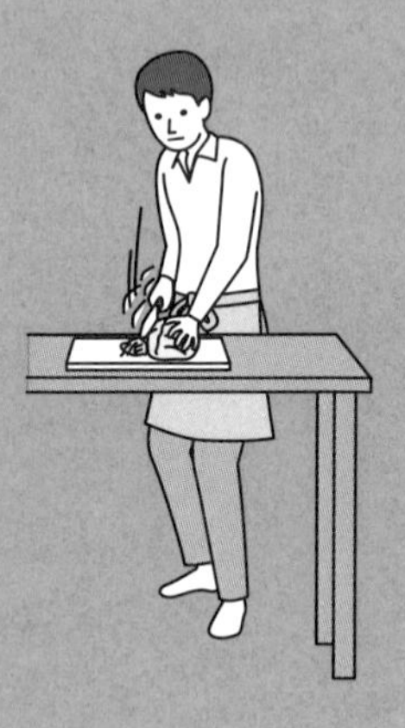

這樣做菜
不會累

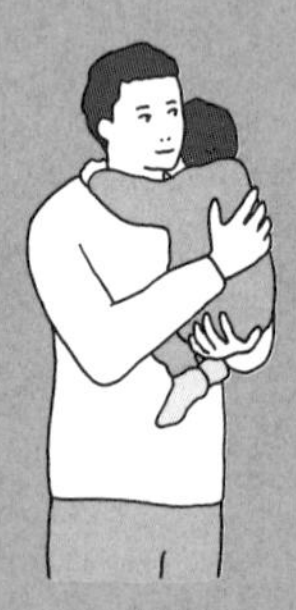

這樣抱小孩
不會累

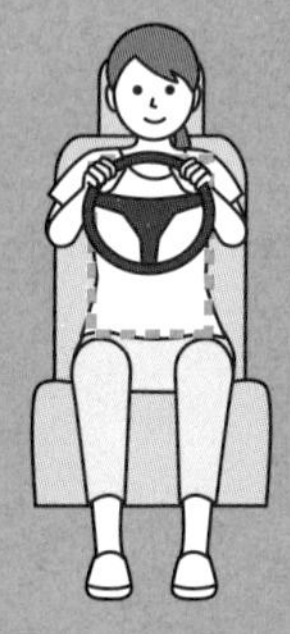

這樣開車
不會累

第一部分

「不會疲累的姿勢和動作」，讓你擺脫重力的負擔！

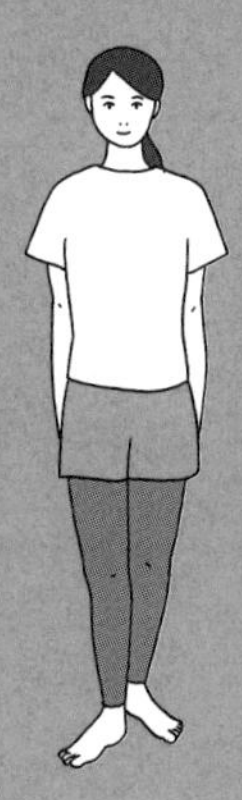

這樣站
不會累

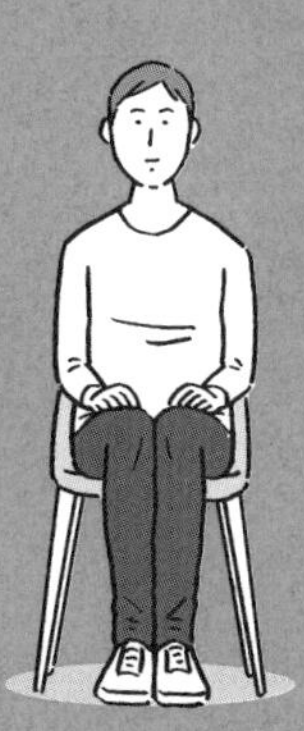

這樣坐
不會累

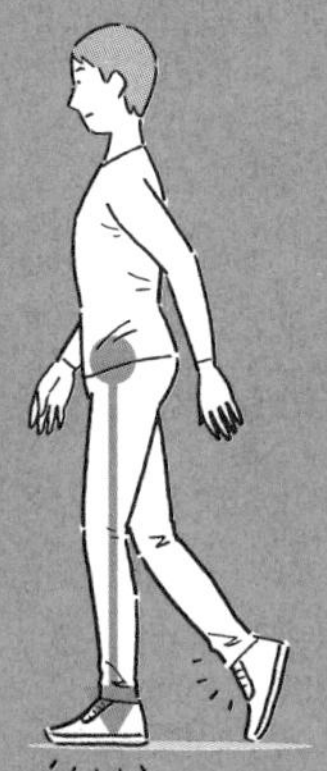

這樣走路
不會累

「不會疲累的姿勢和動作」的四大重點

◆重點①解放重力姿勢

為什麼光是站著或坐著就會感覺疲累呢？

根本的原因就在於地球的重力。

經過漫長的演化之後，人類發展出直立雙腳步行的姿勢，得以靈活運用空出的雙手，從此展開各項進步與發展。

但人類也因此付出代價，那也就是只仰賴龍骨（脊椎）、腰（骨盆）及雙腳來支撐頭部為主的上半身重量。

從人體結構來看，雙腳的正上方為骨盆、骨盆的正上方為頭部，這樣的結構可說是最難承受重力負擔的姿勢。

當我們站著的時候，從側面看過去時，如果耳朵、肩膀、骨盆的中心在同一直線上的話，可以將重力的傷害降到最低。

各位不妨想像一下頭頂正中心掛著線的懸絲木偶，應該比較容易理解。

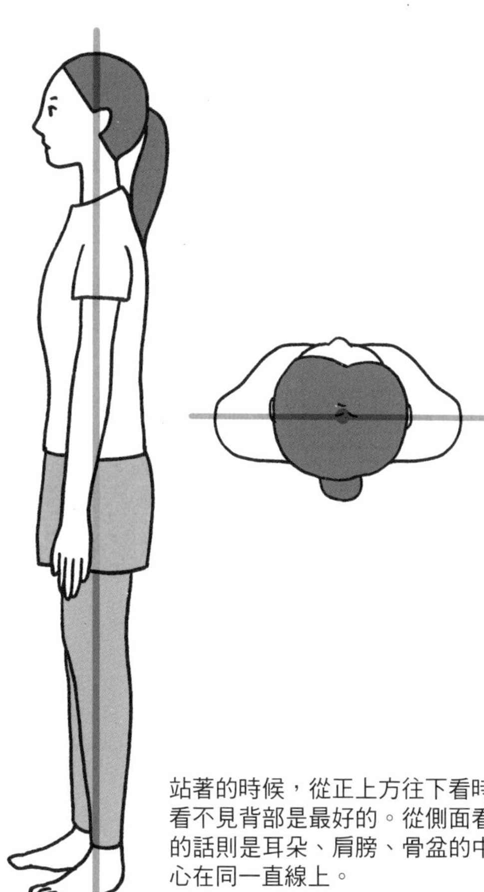

站著的時候，從正上方往下看時看不見背部是最好的。從側面看的話則是耳朵、肩膀、骨盆的中心在同一直線上。

這個時候如果從正上方拍一張照片，看不見背部就是最理想的站姿了。如果頭部往外偏或往後倒，從正上方看到的總面積就會變大。面積越大，身體就承受越大的重力傷害。

也就是說，不管是站著或坐著，重點就在於應該盡可能讓**從上方往下看的時候總面積變小，才能躲過重力的負擔**。

應該很多人看過某些國家的人將大水缸或是很大的行李頂在頭上走路的畫面，這樣的姿勢其實非常符合人體結構。

◆「抗重力肌」的負擔過大會帶來疲勞

為什麼重力的負擔會造成疲勞累積呢？那是因為**當肌肉和關節受到壓迫時，微血管的血流就會停滯**。

血液的功能之一，就是回收肌肉及關節中累積的疲勞物質。

一旦血液停滯、疲勞物質持續累積，就會以提不起勁、倦怠的方式表現出來。

說到肌肉，很多人會聯想到的是「讓身體動起來」。但其實還有一種肌肉是「支撐身體」的肌肉，負責讓身體停止動作。

這種肌肉稱為「抗重力肌」。在身體靜止不動時也會對抗地心引力，支撐著我們的身體。

各位知道嗎？太空人剛從外太空回到地球後，剛開始是無法獨力行走的。因為他們長期處於無重力狀態，身體不需要對抗重力，抗重力肌因而退化的緣故。

而小孩之所以無法長時間安靜，則是因為抗重力肌尚未發育完全的關係。相反地，由於成年人的抗重力肌已經發育完全，所以可以在同一個地方靜止不動。但如果讓抗重力肌承受過多負擔，肌肉便會失去彈性，使血流停滯，因而產生疲累與疼痛。

想要避免這樣的情形，就必須注意**保持「降低重力傷害的姿勢」、不要長時間維持相同姿勢**。

首先請務必記住這兩件事情。

◆重點②戰鬥姿勢

我們的身體其實能發揮出超乎自己想像的能力。

日本有句俗話說：「火災現場中意想不到的神力」※，身處極限狀態時，能刺激身體在無意識中發揮百分百的功能，甚至可以獨力將衣櫃搬離火場。為什麼會這樣呢？因為這時我們會使用到「全身的力氣」。

但在日常生活中，幾乎都是用手的時候只會動到手、用腳的時候只會動到腳。也就是說，**我們平常都只會使用各個部位的力氣，而不會用到全身的力氣。**

這個習慣會給肌肉帶來過度的負擔，也是疲勞產生的原因。

只要隨時提醒自己使用全身的力氣，就能有效率地產生較多力氣，進而減輕疲勞感。

要如何使用全身的力氣呢？基本方法就是**做任何事情時都擺出「戰鬥姿勢」。**

拳。

以拳擊為例，如果雙腳併攏、面向正前方，這樣根本無法揮出強而有力的拳。

雙腳一前一後打開、上半身側身、膝蓋微彎，使用全身的力氣，這樣揮出去的拳將會強而有力。

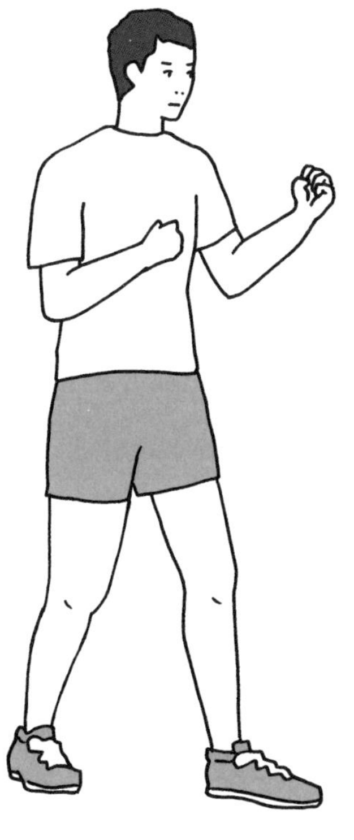

像拳擊選手一樣將雙腳前後打開、上半身側身，並使用全身的力氣，就能有效減輕肉體的疲勞感。

※**火災現場中意想不到的神力：**日文原文為「火事場の馬鹿力」。意指人在危急的狀態下，會發揮超乎想像的能力。

只要在日常生活中隨時提醒自己，就能夠更有效率地進行各種動作。

例如切高麗菜絲的時候，不要雙腳併攏、垂直面向砧板，而要採取戰鬥姿勢，這樣會切得更順手、更流暢。

尤其是打掃或烹飪等家事，只要隨時留意採取戰鬥姿勢，就能有效減輕肉體的疲勞感，請各位讀者務必一試。

◆重點③三個動作重點

不易疲累的第三個重點就是**「以符合人體結構的使用方式來運用身體的三個部位」**。

具體來說就是「走路的時候不要讓腳踝呈現銳角」、「坐著的時候不要踮腳尖」、「使用手的時候不要反折手背」。

幾乎所有人走路的時候都是腳跟著地，後腳的腳踝角度（地面與小腿的角度）呈現小於九十度的銳角。

其實這樣的走路方式大有問題。

從人體結構的角度來看，腳踝呈現銳角的時候，會使小腿肚的肌肉緊繃。這種緊繃感會接著傳到大腿，再從大腿傳到腰部、從腰部傳到全身。結果會造成腳部浮腫或感覺沉重、腰痛、肩膀疼痛等問題。

小腿的肌肉就像幫浦一樣，會將下半身的血液打到上半身。如果小腿承受太多負擔、肌肉硬邦邦的話，幫浦功能就會變差，容易使疲勞物質繼續存留在身體裡。

因此走路時腳踝呈現銳角就是身體產生疲累或疼痛的主要原因。雖然每一次的時間很短，但行走時對小腿造成的傷害卻高達數千次、數萬次。關於更多不會疲累的走路方式，將在PART 3中為各位介紹。

坐著的時候，最需要注意的就是「不要踮腳尖」。坐著的時候踮腳尖就跟走路時腳踝呈現銳角一樣，使肌肉的緊繃感從腰部傳達到全身。有些人站起身的時

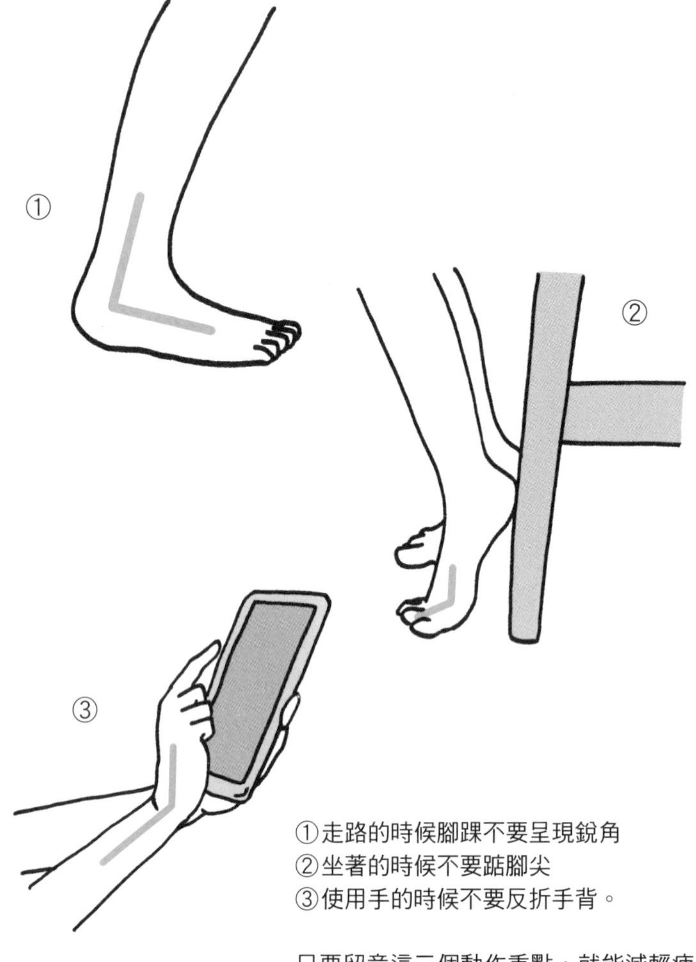

①走路的時候腳踝不要呈現銳角
②坐著的時候不要踮腳尖
③使用手的時候不要反折手背。

只要留意這三個動作重點，就能減輕疲累與疼痛感。

候會覺得腰部很沉，或是腿部浮腫，大多都是坐著的時候踮腳尖所致。關於更多不會疲累的坐姿，將在PART 2中為各位介紹。

有肩膀疼痛等上半身感覺沉重或疼痛問題的人，則要特別注意做各種動作時是否反折手背。例如騎腳踏車的時候將全身的重量向前壓在握把、將手腕向手背方向反折。雙手大拇指向內、手背向上時，尺骨和橈骨會呈現交叉狀態，對手腕到肩膀之間的肌肉造成極大負擔。很多肩膀疼痛等上半身不適就是這樣引起的。

反折手背這個動作多出現在日常生活的各種場景，例如打電腦、滑手機、開車、托腮等動作。**為了降低疲累感，記得隨時提醒自己不要反折手背。**

◆重點④ 符合力學原理的肢體動作

觀察各行各業擁有幾十年經驗的師傅或廚師時，總會發現一個有趣的地方。那就是除了施力的位置之外，**多數人也會有節奏地擺動身體其他部位。**

以動作分析的角度觀察人體的各種動作之後會發現，進行任何作業時，都和人體的「近端位置」、「中間位置」和「遠端位置」這三個位置有關。近端位置是實際運用的位置，遠端位置則是力學上相較於近端位置的對角位置，而中間位置則是介於兩者之間。

當我們手拿某樣東西動作時，手掌就是近端位置，手肘是中間位置，肩膀是遠端位置。

例如用平底鍋炒飯。如果只用近端位置，也就是只靠手腕的話，手很快就累了。肌肉的疲累會從近端位置依序傳遞到遠端位置，所以剛開始會感覺手背緊繃，接著傳達到手腕、上手臂、肩膀，最終造成肩膀疼痛等上半身的沉重感。

若要避免這樣的狀況產生，記得不要只使用近端位置的手腕。隨時提醒自己要從遠端位置的肩膀開始動，就能完全改善疲勞感。

如果動作的位置在身體外側，遠端位置就會跟著改變。

使用右手進行某項動作時，力學上的對角位置，也就是遠端位置，就會是左肩，中間位置就是右肘或右肩。

請各位想像一下拿除塵撢拍灰塵的畫面。如果只揮動右手的話，其實很容易累

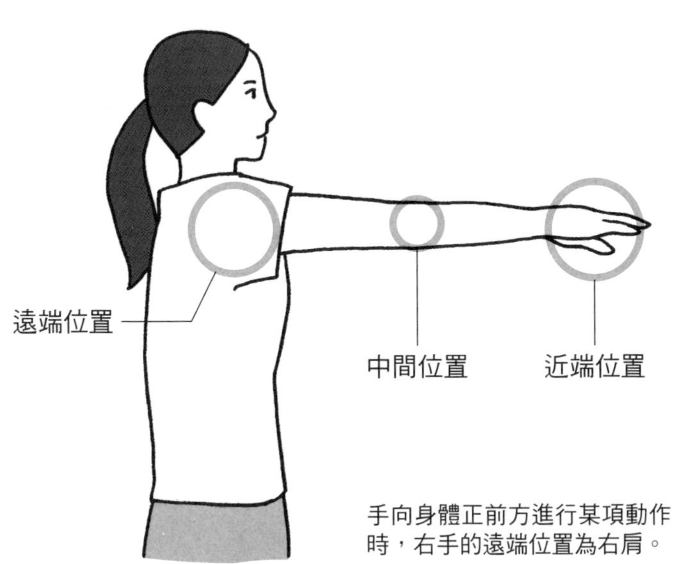

手向身體正前方進行某項動作時，右手的遠端位置為右肩。

積疲勞。這時不妨放鬆位於遠端位置的左肩，讓左肩隨著右手輕輕擺動，就不容易累積疲勞。

這個方法同樣可以運用於擦桌子等需要前傾的動作。以前傾姿勢、用右手進行作業的時候，左側腰部為遠端位置。

我曾經觀察過資深熨燙人員，發現他們用右手熨燙時，左腰會跟著動。**下意識地帶動遠端位置的動作讓自己不會累**，是經過多年經驗累積的工作祕訣。

接下來，本書將以上述「不會疲累的四大重點」為主軸，搭配具體的生活場景，為各位解說怎麼樣的姿勢和動作不會累。當然，各位不需要馬上全部實踐。不妨從自己的日常生活中用得到的場景開始嘗試，一步一步打造出「不會疲累的身體」！

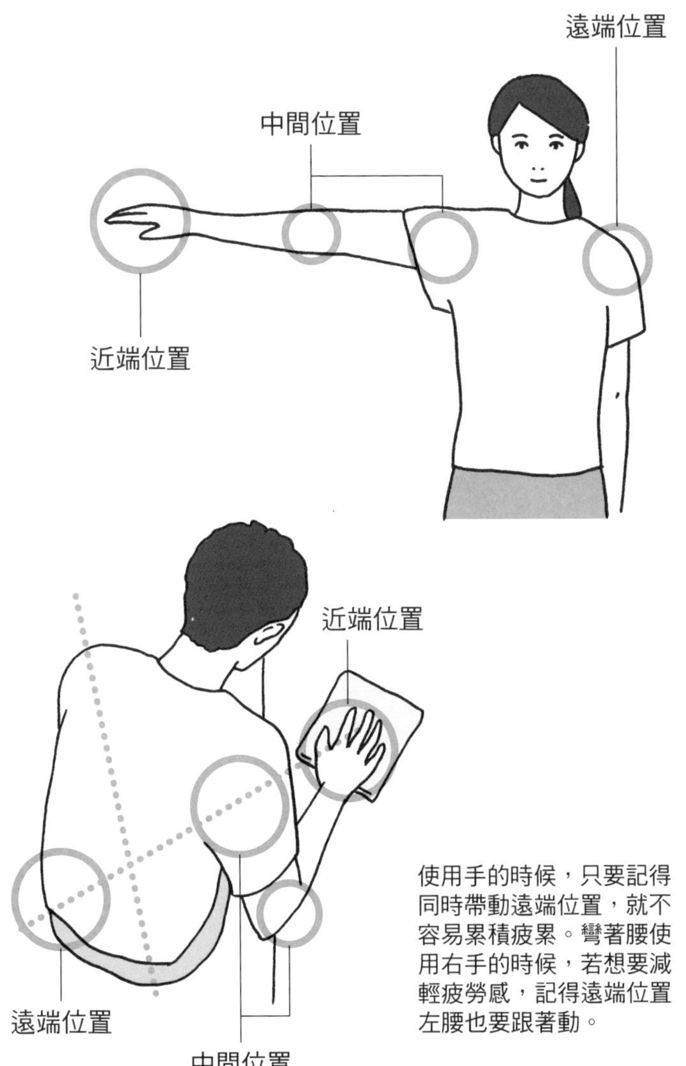

使用手的時候，只要記得同時帶動遠端位置，就不容易累積疲累。彎著腰使用右手的時候，若想要減輕疲勞感，記得遠端位置左腰也要跟著動。

PART 1

站立

\ 身體動作 /

效率提升的方法

001

不會累的基本站姿

「站立」是人類最基本的動作。但事實上卻有太多人不懂得如何站。站得不好的話，光是站著就累了，不然就是在不知不覺中讓重力對身體造成傷害並不斷累積，因而引發疲勞。

而且很多人沒有意識到「站姿」其實很容易被旁人看見。

如果你是商務人士，在公司的早會或是等待重要會議時站得很邋遢的話，別人對你的評價就會變差。只要採取不會累的站姿，就能讓你的體態看起來更加優美。

所謂不會累的站姿，基本上就是身體與地面呈現垂直的狀態。

將骨盆放在雙腳的正上方，再往上則是頭的位置。請大家隨時留意讓耳朵、肩膀、骨盆、雙腳維持在同一直線上。

如果從正上方俯拍一張照片的話，會看到頭位於雙肩連成一直線的正中央，看不見背。

從正上方看駝背的人，耳朵會出現在肩膀前方，肩膀會出現在骨盆的後方，所以會不自覺拱背來取得平衡。雖然當下比較舒服，但支撐身體的抗重力肌會逐漸退化並加重腰部的負擔，不但會引發腰痛，而且也不美觀。

也有些人站直時會刻意挺胸，這樣也不好。挺胸時肩膀的位置會退到骨盆之後，使頭跑到前方，因此無法分散上半身的重量。

◆ 如何維持不會累的站姿？

各位不妨留意以下幾點：

・臀部微微出力。

‧不要挺胸、肩膀往下壓，將肩胛骨往背部中間帶。
‧拇指球騰空，像貓一樣用腳趾貼地。
‧雙腳打開與肩同寬，讓身體的重心落在左右兩邊的中心點。

臀部微微出力，自然會將骨盆往前推，如此一來骨盆就更容易落在雙腳的正上方。**不要刻意挺胸，只要提醒自己將肩胛骨往中心靠攏（內收），就很容易讓身體成一直線。**

再將雙腳打開與肩同寬、腳尖也稍微打開。即使穿著鞋子，也可以留意用腳趾的力量輕輕抓住地面，就像貓一樣。這時候拇指球（大拇指根部的肌肉）不要往下踩，而是維持懸空約一至兩枚硬幣的高度。

同時讓身體的重心隨時維持在雙腳打開與肩同寬時，與腳掌長度形成的長方形範圍內。

因為和平常的站姿不同，剛開始做這個動作時或許會不大習慣。但以人體結構來看，這樣才是最不會對身體造成負擔、最自然的站姿。如果沒辦法做出這樣的姿勢，表示支撐身體的抗重力肌已經衰退，最好刻意維持這個站姿，也能達到訓練抗重力肌的效果。

各位不妨平常就多練習這種「不會累的站姿」，養成習慣後就能避免自己在工作上的重要場合無意識地駝背或刻意挺胸。

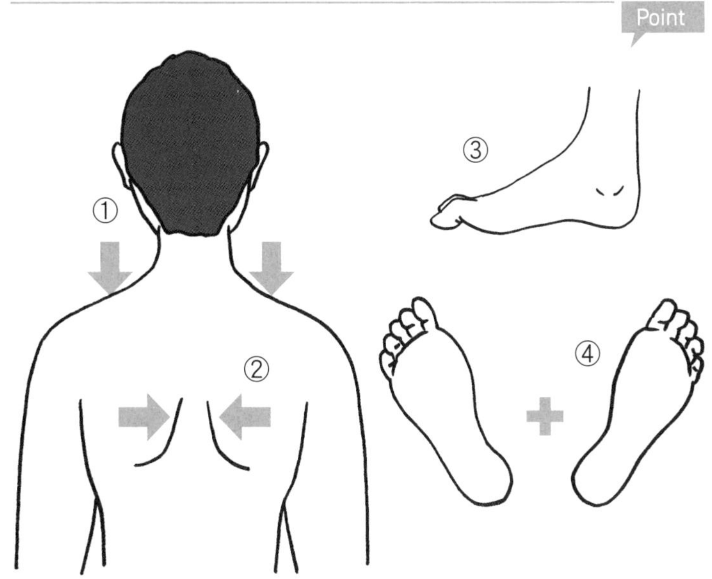

想要維持不會累的站姿，① 肩膀下壓、② 肩胛骨往內收、③ 腳趾頭像貓一樣立起踩地、④ 雙腳打開與肩同寬、留意讓身體的重心維持在雙腳的正中央。

＼身體動作／
效率提升的方法
002

真正的「稍息」姿勢

日常生活中，經常可以看到許多人單腳向外橫移、將體重放在另一隻腳。這是我們在學校裡學到的「稍息」姿勢。不論是在車站等車、在書店裡站著看書，或是在辦公室裡站著與人聊天，即使雙手沒有交叉放在背後，相信很多人都還是會擺出這種讓雙腳「稍息」的姿勢。

但仔細分析這個姿勢會發現，雖然叫做「稍息」，但其實重力的負擔完全沒有減少，反而很容易累積疲勞。而且如果老是將體重放在同一隻腳，骨盆就會歪斜，使身體左右兩側產生差異。這麼一來，不只「站立」，所有日常動作都會變得不平均，也會因此感覺疲累。

不過，就算是「不會累的站姿」，其實也不能長時間維持不動。光是一直處於靜止狀態，就可能引發肌肉疲勞。

為了避免這種狀況產生，請大家**記得定期改變身體的重心**。請將雙腳前後打開，而不是像「稍息」那樣左右打開。雙腳前後打開，將重心放置於前腳，之後再將中心放置於後腳，重複交換重心的位置，這樣站就會非常輕鬆。芭蕾舞的基本姿勢中，也有雙腳前後打開的站姿。相較於左右打開，前後打開時身體的晃動較不明顯，正式場合時也不顯得失禮。

Point

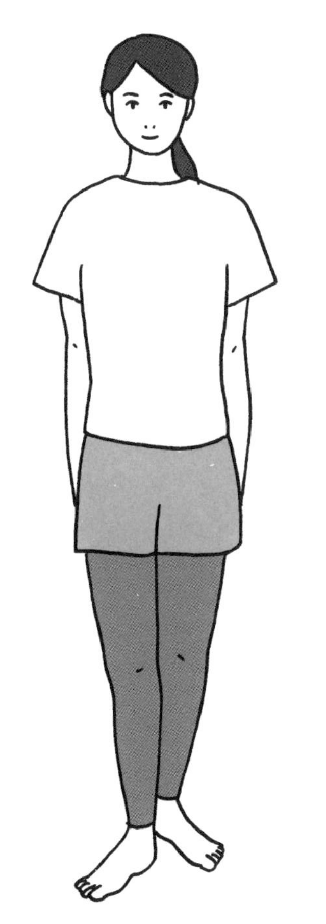

想要避免疲勞累積，就要定時改變身體的重心。站立時雙腳前後打開會比較輕鬆，身體的晃動也較不明顯。

＼身體動作／
效率提升的方法
003

沒搶到座位時，這樣抓吊環不會累

搭電車時沒搶到座位，無奈之下只好攀著吊環，希望至少輕鬆一點。每次看到車廂內其他乘客露出疲憊的神情抓著吊環的時候，我總會不禁在心裡想著：「這樣抓會更累啊……」

大部分的人抓著吊環時，手腕都是彎折的狀態。有些人手心向外、正握吊環，也有些人反手抓住吊環。

不管正手還是反手，因為彎折手腕，所以手臂肌肉都是緊繃的。這種緊繃感會傳遞到肩膀，進而造成痠痛，或感覺上半身沉重。

要怎麼樣拉吊環才不會對身體造成負擔呢？那就是「不要握得太認真」。

這個充滿禪意的回答似乎讓人摸不著頭緒，但其實只要用中指和無名指扣住吊環就可以了。至於手的方向，請讓手掌對著自己。

這樣的握法（掛法）可以讓手腕維持直立，不會浪費多餘的力氣。手腕維持直立就不會造成肌肉緊繃、不容易疲累。

列車緊急煞車時也能馬上採取行動，不會有安全上的疑慮。

Point

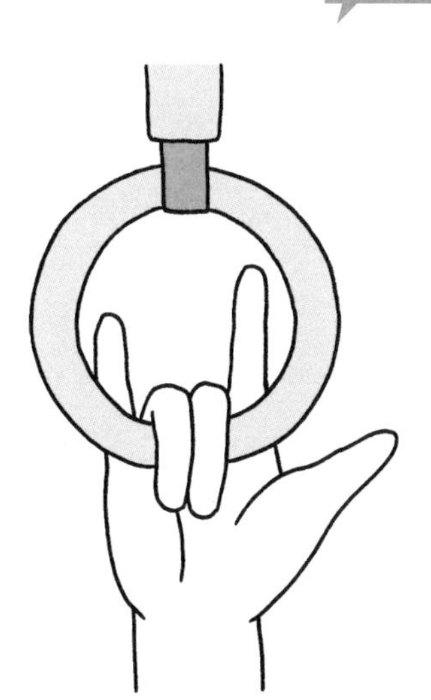

不要緊緊抓著吊環，像這樣只用兩根手指掛在吊環上更不會累。

\ 身體動作 /
效率提升的方法
004

電車劇烈晃動也不為所動的站姿

搭電車時，遇到列車過彎或緊急煞車時很難維持身體平衡。這裡教大家一個方法，可以不對身體造成負擔。

有一種運動可供我們參考，那就是相撲。分析相撲力士的動作後會發現，當力士被對手撲上來往後推的時候，會將與對手同一個方向的腿向後打開撐住。這個時候腳踝的角度為鈍角（超過九十度）。雖然是相撲力士無意識中的動作，但從人體結構的角度來看，這其實是最能承受重量的動作。

讓我們將畫面切換到搖晃的電車車廂內。假設你張開雙腳平行站立，車廂搖晃使身體從左側倒向右側。感受到搖晃的那一瞬間，就將右腳往右邊（身體傾斜的方向）打開，並同時將腳尖也朝向右邊，這個時候右腳腳踝會呈現鈍角。

只要做出這個動作，**即使車廂劇烈晃動，就能讓身體承受的負擔減半。**因此不會對肌肉造成過大的負擔。

光看這樣說明，相信很多人都不大能夠想像。下次搭電車遇到搖晃時，不妨實際試試。

Point

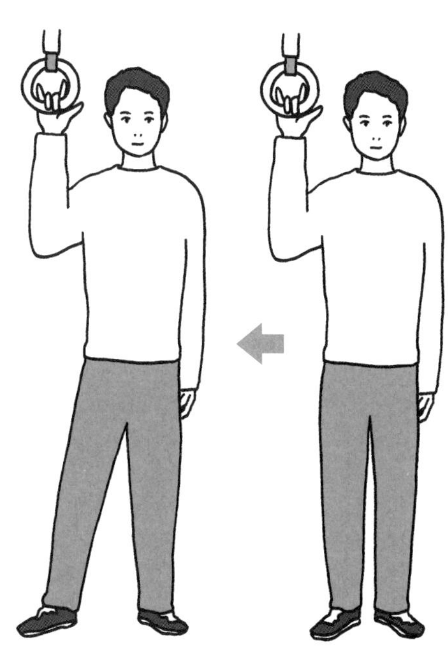

搭乘電車時，若感覺身體從左邊向右邊搖晃，就將右腳往右側（身體傾斜的方向）打開，腳尖也朝向右側，即可減輕對身體的負擔。

\ 身體動作 /

效率提升的方法

005

與客戶開會之前的空檔，這樣等待不會累

許多商務人士都帶著看起來非常沉重的公事包。為了不對身體造成負擔，最好選擇雙肩式的後背包。因為後背包會緊貼在身上，站立時身體的重心較不容易晃動，比較不會對身體造成負擔。

如果你用的是手提公事包，不妨留意以下要領，比較不會那麼累。

- 提公事包的那一隻手緊貼著身體。
- 將公事包提在骨盆後側，手背貼著臀部。
- 手腕不要彎折。

將提公事包的手緊貼著身體，讓身體變成「一棵樹」似地，重心較為穩定。

之所以將公事包提在骨盆後側，是因為這樣就算不靠手臂的肌肉也能夠輕鬆拿著公事包。手腕不彎折，則是為了減緩上半身肌肉的緊繃感。

還有一點不要忘記，千萬不要只用同一隻手拿公事包。這樣會使身體左右兩邊不平均，使身體容易疲累。記得要雙手輪流拿。

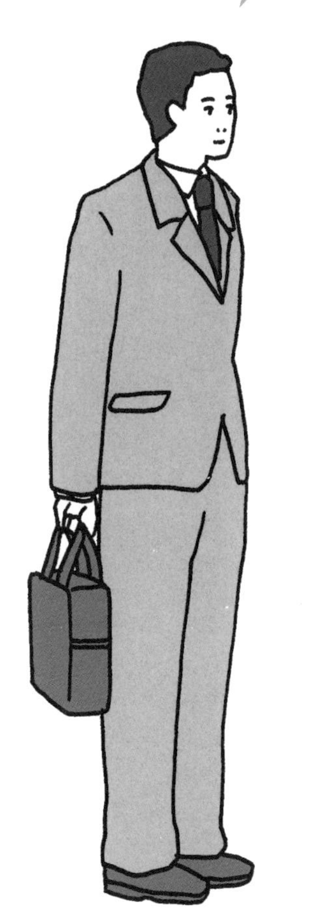

提公事包的時候，將提著公事包的那一隻手貼著身體，手腕不要彎折，提在臀部的位置。並注意經常換手。

\ 身體動作 /
效率提升的方法
006

一直拿著手機也不會累的方法

出門在外時，總會不自覺滑起手機，這是現代人的通病。雖然智慧型手機大概就一百五十公克重而已，但如果滑手機的姿勢錯誤，身體就會慢慢感覺疲累，不得不慎。

【這樣使用智慧型手機不會累】

①維持「不會累的站姿」
滑手機時也一樣，基本上就是維持第五十頁介紹的「不會累的站姿」。
②滑的時候將手腕伸直，手肘貼在身體
操作手機時盡可能不要彎折手腕。

③面向斜前方

面向斜前方比較不會圓肩，較能維持同一姿勢。

④肩膀和腰部線條不要跑掉

只要維持「不會累的站姿」，自然就能維持身體的平衡。

需要特別注意的是長時間彎著雙手手腕滑手機的動作。**只要留意不要彎折手腕，就會輕鬆許多。**

Point

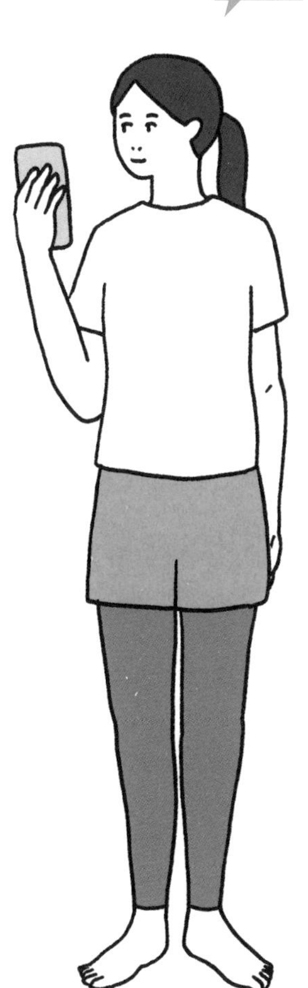

滑手機時不要彎折手腕，維持「不會累的站姿」，就比較不會累。

\ 身體動作 /

效率提升的方法

007

辦公十個小時也不會累的方法

久坐會造成小腿肌肉緊繃。小腿具備幫浦般的功能，可以將下半身的血液送往上半身。小腿緊繃時，全身的血液循環就會變差，甚至可能危害身體健康。

如果你是坐著工作的人，記得每個小時至少要站起來一次。

最近聽說有越來越多企業開始注意員工的健康，導入「站著辦公」的概念。不過即使是站著辦公，如果站錯姿勢的話，反而會更容易累，這一點要特別留意。

基本上就是請大家維持前文介紹過的「不會累的站姿」。站的時候要與地面垂直，將桌面調整成上半身不會向前彎的高度，再將電腦放在桌面上。使用鍵盤的時候，注意手腕不要彎折，這樣才是最佳角度。

不習慣站著辦公的人，「不會累的站姿」可能撐不了一個小時。這個時候還是坐下，不要勉強自己。

不會累的重點在於不要長時間維持同一個姿勢，這一點請各位記住。

Point

站著辦公時也要採取不會累的站姿。為了避免長時間維持同一個姿勢，過程中也要穿插「坐下」，或坐或站才好。

\ 身體動作 /

效率提升的方法

008

如何減緩久站工作造成的腿部疲累？

許多需要久站工作的人（例如銷售人員等）容易有腿部浮腫或疼痛的問題。

有些公司甚至要求員工穿高跟鞋，這樣對雙腳的負擔就更大了。高跟鞋其實是「最累人的鞋子」。以我個人的立場來看，覺得只有女性被迫接受這種要求實在不合理。但現實生活中，確實還是有些人在工作時不得不穿高跟鞋。

穿著高跟鞋的時候，上半身會自然向前傾。這樣的狀態會破壞身體的平衡感，使人不自覺往後仰以維持重心。鞋跟越高，往後仰的角度就越大，所以要盡可能選擇鞋跟低一點的款式，雙腳才不容易累。

久站之所以會使雙腿疲累、水腫，是因為小腿一直處於緊繃的狀態，導致血液循環不佳所造成。

即使沒辦法起身走動，也要坐著原地踏步，盡可能舒緩小腿的緊繃。站著的時候，可以參考第五十五頁介紹的**芭蕾舞者基本姿勢，雙腳前後打開、隨時轉換身體的重心位置。**

另外也可以趁沒有客人的時候靠著牆壁，藉以分散重力帶給身體的傷害。

實際工作的時候要做到這幾點或許有點困難，但還是建議大家要盡可能偶爾讓雙腳休息一下。

◆消除久站不適的體操

接下來為各位介紹一款可以在空檔或休息時間輕鬆完成的體操，幫助各位緩解雙腿的疲勞。

我將這套體操稱為「小腿抖抖操」。

工作需要久站的人請盡量找時間試試這套「小腿抖抖操」。

快速抖動膝蓋以下，可以恢復小腿及腳踝的柔軟性。因為上半身固定不動，所以對減輕腰痛也很有效果。

即使工作中沒辦法進行太大的動作，只要有些一點點空檔時間就可以進行「小腿抖抖操」。

現在就和我一起抖一抖，讓小腿不再緊繃吧。

【小腿抖抖操】

①一手放在腹部前面，另一手放在背後。

②單腳站立，另一腳的膝蓋以下左右晃動約九十秒（雙膝盡量貼合在一起）。

③單腳站立，另一腳的膝蓋以下前後抖一抖約九十秒（雙膝盡量貼合在一

起）。

④前後手交換，另一腳以同樣動作再做一次。

Point

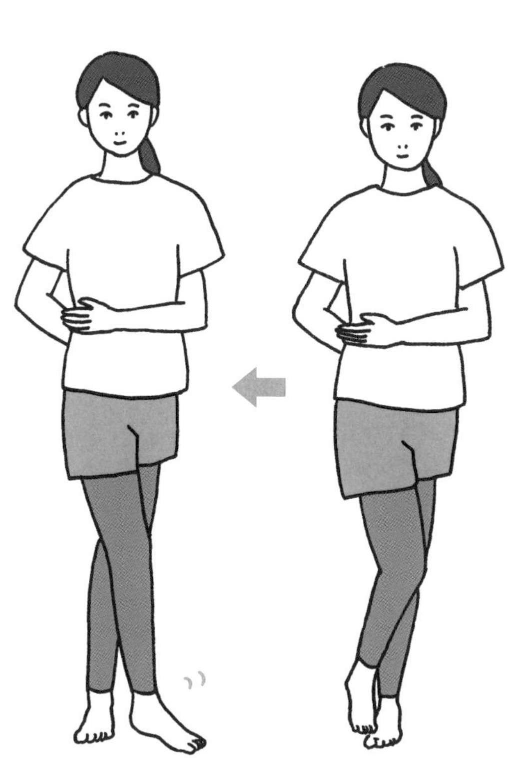

站著工作時，可以趁空檔做這套「小腿抖抖操」。左右兩腳的膝蓋以下抖一抖，讓小腿放鬆。

＼身體動作／

效率提升的方法

009

早上出門前超省時的單腳穿襪技巧

當我們維持直立姿勢的時候，必須靠「抗重力肌」來支撐腿部肌肉和脊椎。隨著年齡增加，抗重力肌會逐漸衰退，使支撐功能變差，所以年紀大的長輩很難單腳站著穿襪子。

如果年紀輕輕卻沒辦法單腳站著穿襪子的話，不一定是肌耐力下降，很有可能是不懂得如何善用自己的身體。

我可以單腳站立一、兩個小時，但這並不是因為肌耐力特別強。

也就是說，能不能單腳站立並不是肌耐力問題。

單腳站立的訣竅在於「拇指與中指之間、膝蓋、臉部中央在一直線上」。

雙腳站立的時候，重心會落在兩隻腳的正中央。在這樣的狀態舉起一隻腳，當然會重心不穩。

如果要舉起右腳，就把身體的重心移到左邊，也就是稍微將上半身往左邊靠一些。單腳站立時，只要馬上跟著改變重心，身體就不會晃動，甚至可以輕鬆穿襪子。

學習各種有效運用身體的方法，可以幫助我們進行各種動作時不會感覺疲累，效果比肌耐力訓練更好。

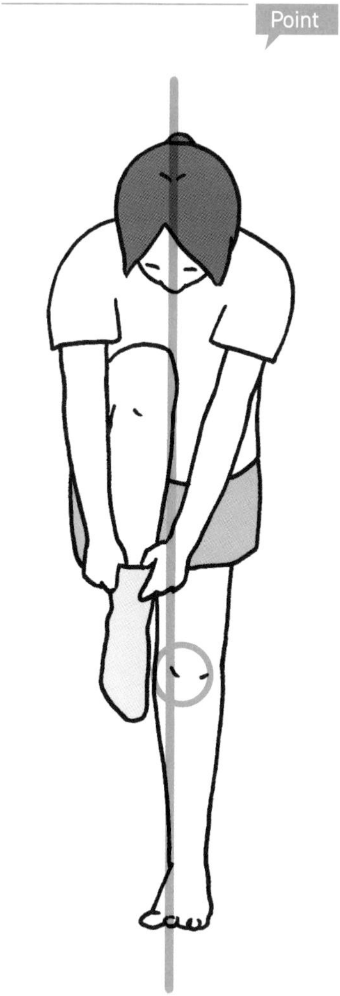

Point

舉起單腳的時候靈活地轉移重心，就能輕鬆站著穿襪子。

COLUMN 1

古巴的排球選手
為什麼這麼會跳？

九〇年代的古巴國家女子排球隊素有「黑色橡膠」的美稱，並連續八次拿下世界三大賽的冠軍，可說是所向無敵。相信許多人對於古巴選手們驚人的彈跳力都印象深刻。我曾經參觀過古巴選手的集訓，其中最令我驚訝的是，他們幾乎不練習如何跳得更高，而是反覆練習從高處往下跳的著地動作。

代表隊的教練告訴我：「練習以腳尖著地，自然就能提升跳躍能力。」想要以腳尖著地，必須強化腳趾肌肉及關節的功能，並提升柔軟性。選手們之所以具備如此驚人的跳躍能力，並不是天生體能比別人好，而是因為學會如何運用腳趾。這次的參觀經驗，讓我深刻學習到「腳趾對於提升運動能力有多重要」。

PART

2

坐、起身

＼身體動作／
效率提升的方法

010

不會累的基本坐姿

說明「不會累的坐姿」之前，先舉幾個例子和大家聊聊「容易疲累的坐姿」。

首先要特別注意的是肩線和腰線不平行的坐姿。許多人習慣翹腳，這時單側肩膀比較高，肩線和腰線就會歪掉，使脊椎彎曲而無法支撐頭部的重量，會增加腰痛的危險性。雖然這樣的姿勢比較輕鬆，長期下來卻會對肌肉造成傷害。

許多女性習慣只坐椅子的前半部，兩個膝蓋碰在一起，小腿往外打開呈現「八字形」。這時膝蓋的角度呈現銳角，踮著腳尖支撐身體的重量，使小腿隨時都處於緊繃的狀態。

採取這種坐姿時，大部分的人剛開始會挺起胸膛讓姿勢看起來更標準，但這樣會使腿部及腰部疲累，慢慢地就會將頭部往前推，變成駝背的狀態。這樣會使身體直接承受重力的傷害，容易引發肩膀疼痛或脖子疼痛，進而造成全身無力。這個姿勢非常不適合長時間坐著辦公。

而多數習慣坐三分之一板凳的男性則是會將雙腿打開呈現「O字型」、腳放在中間，靠拇指球撐在地面。這樣的坐姿同樣會讓膝蓋呈現銳角而且彎折腳趾，一樣會對小腿造成強烈的負擔。

這裡整理出幾個重點供各位參考：

・將椅子坐滿，背部靠在椅背上。
・肩線與腰線平行。
・膝蓋的角度不要小於九十度。
・不要踮腳尖撐地。

改善這些地方，才是最符合人體結構的「不會累的坐姿」。

為各位推薦兩種坐姿並具體說明如下。

【不會累的坐姿 1】

①將椅子坐滿，背部靠在椅背上。

②雙腳膝蓋及腳踝併攏。

③雙腳放在椅子前方，膝蓋的角度大於九十度。

④腳掌貼合地面。

以上這個坐姿適合女性的骨骼結構。只要將腳踝貼合在一起，將雙腳放在身體靠左側或是右側都沒有關係。各位應該常看到電視節目中許多女性來賓都採取這種坐姿，**看起來也非常有氣質。**

【不會累的坐姿 2】

①將椅子坐滿，背部靠在椅背上。

②雙腳膝蓋及腳踝打開。
③雙腳放在椅子前方，膝蓋的角度大於九十度。
④腳掌貼合地面。

這個坐姿適合男性。老實說看起來有點目中無人的感覺，但從「不會累」的角度來看，其實這才是最棒的坐姿。不論哪一種坐姿，都要定期以頭部位置不動、用脊椎帶動上半身的方式活動一下，就能減少抗重力肌的負擔。

Point

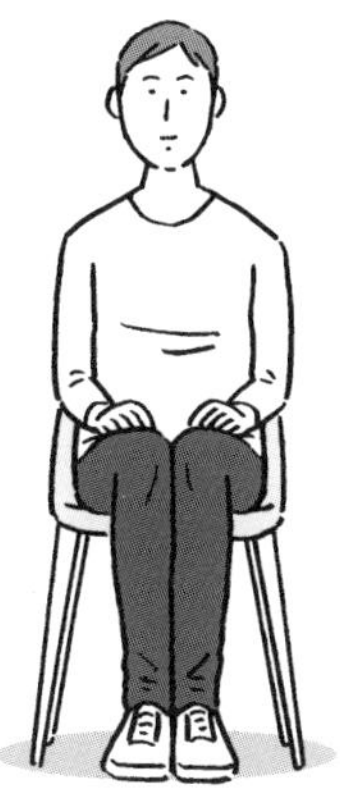

將椅子坐滿，背部靠在椅背上。雙腳膝蓋及腳踝併攏。只要腳踝貼合在一起，雙腳放在右邊或左邊都沒有關係。

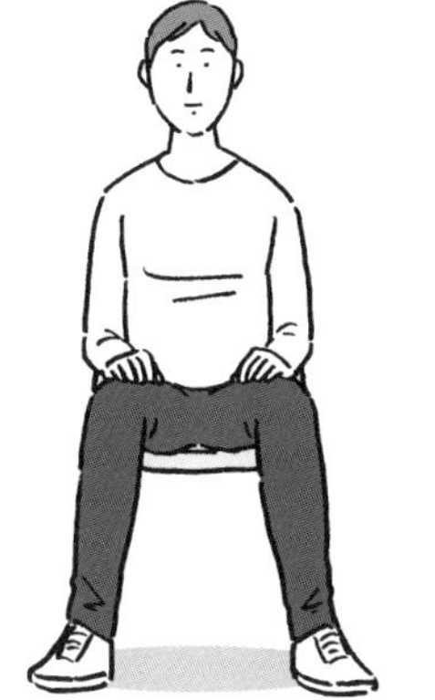

將椅子坐滿，背部靠在椅背上。雙腳膝蓋及腳踝打開，腳掌貼合地面。只要留意不要整個人躺在椅背上，就能給人好印象。

\ 身體動作 /
效率提升的方法

011

這樣坐下不會累

久坐辦公或讀書的人，一整天有大半的時間都坐在桌子前面。「坐」這個動作乍看之下好像在休息，但其實放鬆的只有心肺功能。坐得不對的話，反而會累積疲勞。

這裡為各位介紹如何正確坐下。

【不會對身體造成負擔的坐下方式】

①站在椅子的前方，膝蓋後側稍微碰到椅子。

②坐下的同時一邊確認自己與椅子之間的距離，將椅子坐滿。

向下坐的時候，如果膝蓋後側離椅子太遠，就只會坐到椅子的前半部。坐得太前面，膝蓋角度就會小於九十度，很容易不自覺踮起腳尖來支撐身體重量。「膝蓋小於九十度」和「踮腳尖」都會使肌肉緊繃，也是造成疲累的最主要原因。

只要坐得夠深，膝蓋的角度自然就會大於九十度。總結來說，**往下坐的時候一邊留意不要坐得太淺，就是「不會累的坐姿」的基本原則。**

Point

站在膝蓋會稍微碰到椅子的位置，坐得深一點，讓背部靠在椅背上。坐得太淺容易累積疲勞，要盡量避免。

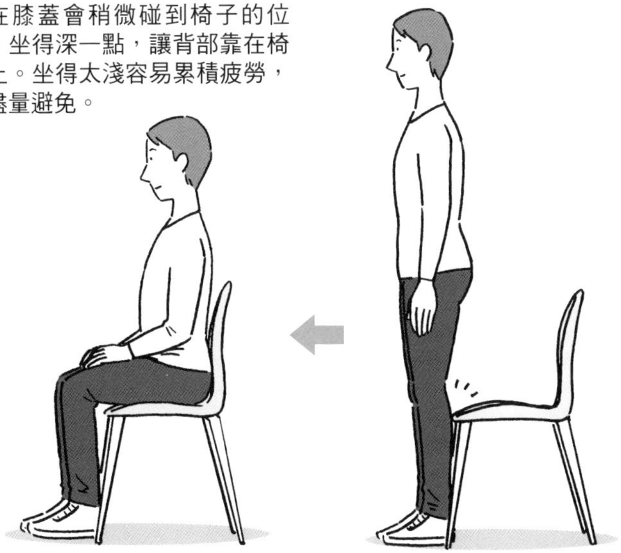

\ 身體動作 /
效率提升的方法
012

提升電腦操作效率的手腕姿勢

使用電腦時，你是否感覺肩膀疼痛呢？請確認一下自己打鍵盤的時候是不是習慣將手背往上翻折。

打字的時候，手腕是近端位置，如果手背向上翻，手臂的尺骨和橈骨就會交叉，甚至影響到遠端位置的肩膀，造成肩膀的負擔，進而引發肩膀疼痛和上半身疲累。

想解決這個問題，必須從改變工作環境做起。例如**改變電腦的高度**、**調整椅面的高度，或是打字時手腕與前臂維持一直線**。

除了打字之外，使用滑鼠的時候同樣要留意讓手腕在同一直線上。

或許有人會覺得這些小事不值一提，不過一旦習慣彎著手腕做事，就會使肩膀的肌肉也隨時處於緊繃狀態，很難提升工作上的表現。

各行各業中的一流師傅都會將工具擺放在最順手的位置，盡可能減少浪費力氣，也因此才能專注於自己的工作上。

同理可證，對上班族來說，整理好電腦周邊設備也是一種很重要的「職場技能」。

Point

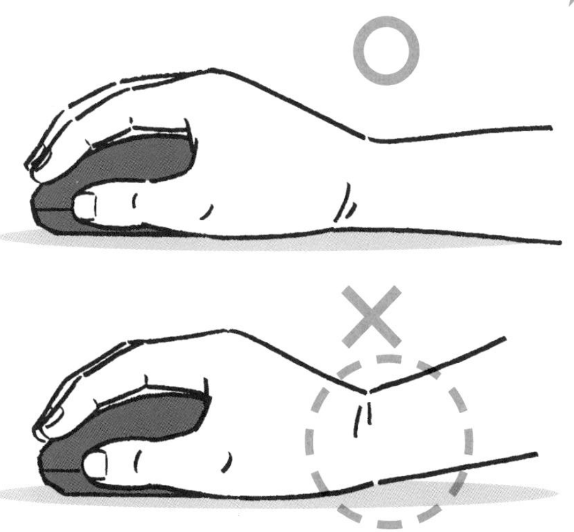

使用電腦的時候手腕要放平，不要反折。反折手腕會引發肩膀疼痛或上半身疲累。

013

長時間書寫也不會累的拿筆方式

書寫文字和操作電腦、滑鼠一樣，都要注意手腕不要往手背方向反折。

覺得寫字很累的人，通常都是因為將小指根部的肌肉（小指球）緊貼在桌面上、手腕反折，整個身體向前傾，一邊低頭盯著筆尖看。之所以會一直低頭往下看，是因為筆尖被手擋住。很多人在求學期間常會因為拿鉛筆寫字而使小指球變得黑黑的，大多都是這種姿勢造成的。

這樣的書寫方式，如果再加上手腕反折的話，就會因為身體向前傾而承受更多重力的傷害。除了手之外，全身也都會痠痛。而且一直盯著筆尖看也容易造成亂視。

【不會累的拿筆方式】

- 用小指骨骼支撐握筆的那隻手（小指球不要貼著桌面）。
- 手腕伸直。
- 上身不需要前傾也能看見筆尖的運筆。

只要留意這幾個地方，就能兼顧正確姿勢與最佳筆壓，寫得再久也不會累。

Point

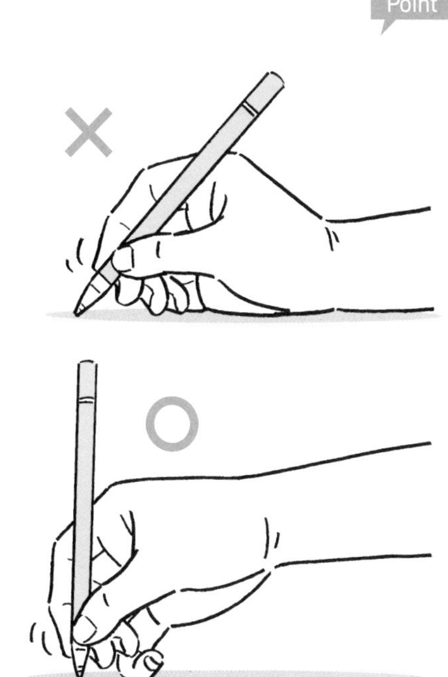

握筆的時候，最重要的就是不要反折手腕。
前傾姿勢書寫是造成全身疲累的原因。

\ 身體動作 /

效率提升的方法

014

一天讀十本書不是夢的速讀姿勢

坐在書桌、辦公桌前閱讀資料或書籍的時候，首先請大家記得維持「不會累的坐姿」。

將資料或書籍放在桌上時，很容易在不知不覺中將頭部往前推，變成駝背的姿勢。因此讀的時候要盡可能用雙手拿著資料或書籍，才不會讓雙眼的視線越來越低。

然而，配合雙眼的高度，雙手高舉著書籍或資料，卻又會引發肌肉疲勞。推薦各位**用箱子或盒子將桌面墊高，再將拿著書籍或資料的雙手放在箱子上。**這時記得伸直雙手。

但一直維持面向正前方的姿勢又會使肌肉緊繃，不妨定期向左或向右移動位置，這樣比較不會累。

這個姿勢可以讓你在保持「不會累的坐姿」的同時，順暢地進行閱讀。

滑手機也是一樣的道理。

記得採取「不會累的坐姿」，不要駝背，注意手腕不要彎折。而且不要一直維持朝向正面的姿勢，記得向左或向右移動手機位置。

Point

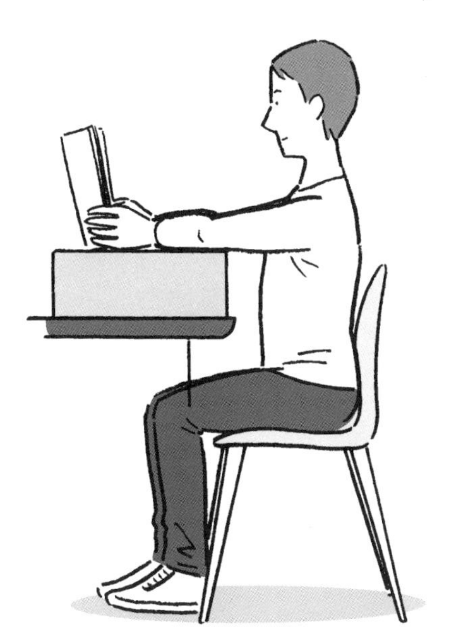

坐在桌子前閱讀資料或書籍時，要盡量讓視線與雙眼維持水平。可以利用箱子或盒子墊高桌面，閱讀時維持雙手伸直。

\ 身體動作 /

效率提升的方法

015

不會閃到腰的轉身方式

各位應該都有過這樣的經驗。對著辦公桌認真工作時，聽見後方有人叫自己的名字，所以回過頭去。但如果身體已經累積不少疲累，又突然轉頭向後，就很有可能閃到腰，要特別注意。

從骨骼結構來看，肩線和骨盆線呈現平行的狀態就是「不會累的坐姿」的條件之一。在這樣的狀態下如果轉頭向後看的話，單側肩膀會向上抬起，使肩線和骨盆線變得不平行。這樣會給背部帶來很大的負擔，很容易閃到腰。

想要避免這樣的狀況發生，請記得**回頭的時候也要讓肩線與骨盆線保持平行**。以下為各位說明具體的做法。

【坐著的時候這樣回頭（以轉向右側為例）】

①先讓身體的重心偏左，右肩微微往上抬（肩線與骨盆線維持平行）。

②以這樣的姿勢向後轉。

實際試過之後，各位便會發現這樣的回頭方式能減輕對背部造成的負擔。下次有機會回頭向後看的時候，請務必一試。

Point

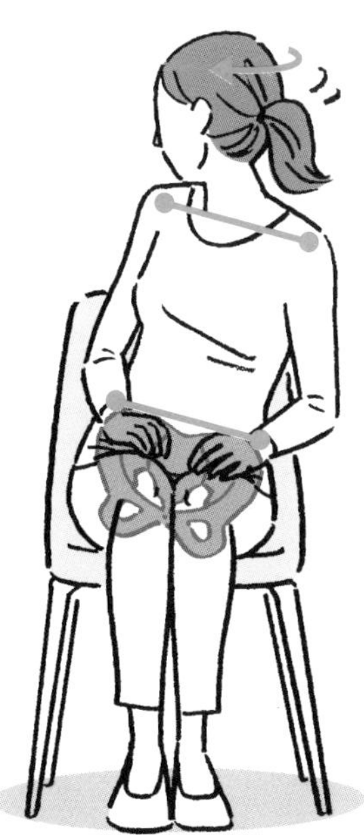

以錯誤的方法轉動身體，容易引起疲累或受傷。回頭的時候不要只轉動頭部，記得帶動整個上半身一起轉。

\ 身體動作 /

效率提升的方法

016

恢復體力的托腮動作

或許有些人會說：「我知道怎麼坐才不會累的正確坐姿，但偶爾還是想坐得輕鬆一點啊。」對於抗重力肌已經衰退的人來說，採取「不會累的坐姿」確實有可能「反而更累」。

這種累，其實是訓練抗重力肌時「必要的累」。剛開始或許很痛苦，但持續下去就能有效訓練抗重力肌，久坐的疲累感也會減輕許多。

不過有一點需要特別注意，任何姿勢坐久了都可能引發疲累。**基本原則就是大多時候維持「不會累的坐姿」，並適當地轉換為其他坐姿，這樣才能有效減輕肌肉疲勞。**

偶爾就坐得隨便一點吧。

如果發現自己久坐後開始駝背，不如就乾脆整個身體往前，用兩隻手托著下巴。與其駝背讓身體承受重力，不如托著下巴將重力分散，這樣反而對身體更好。

這時托腮的重點在於「雙手握拳後撐住下巴」，輪流將重心放在左右手更佳。

Point

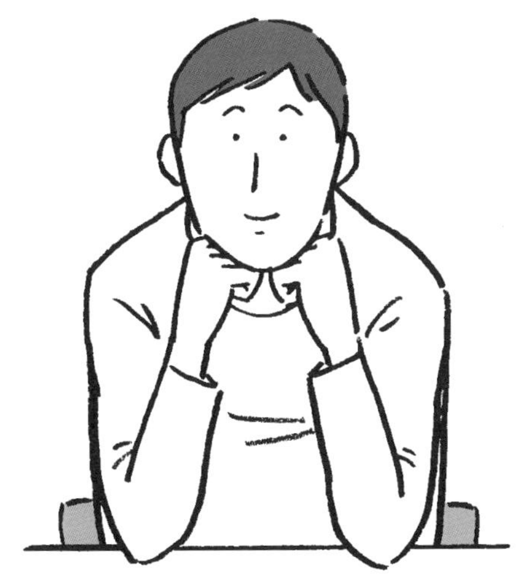

即使是「不會累的坐姿」，長時間維持同一個姿勢也不好。想要托腮休息一下的時候，就用雙手握拳這樣撐住下巴。

\ 身體動作 /

效率提升的方法

017

保持專注的坐姿

有些人一到下午就想睡覺，無法專心工作。這時可以試著用瑜珈球取代椅子。

坐在瑜珈球上能讓背部挺直、很自然地變成標準坐姿。姿勢良好，呼吸道就會打開，呼吸也變得更深。呼吸夠深就能獲得足夠氧氣，使頭腦清晰並提升專注力。

此外，**坐在瑜珈球上的時候，會不自覺擺動上半身以取得平衡，可以因此減輕對「抗重力肌」的負擔，也能矯正骨盆歪斜**。之後坐在一般椅子上的時候也會比較容易維持「不會累的坐姿」。苦於無法改善姿勢的讀者不妨試試，應該對於矯正姿勢有所幫助。

【坐在瑜珈球上的祕訣】

- 坐在球的正中心，雙腳打開與肩同寬。
- 膝蓋角度大於九十度，整個腳掌貼在地面上。
- 保持骨盆直立比較容易取得平衡。

無法專注於工作上的人，請務必試試瑜珈球。

Point

以瑜珈球取代一般椅子，「抗重力肌」比較不會累，也能改善骨盆歪斜。

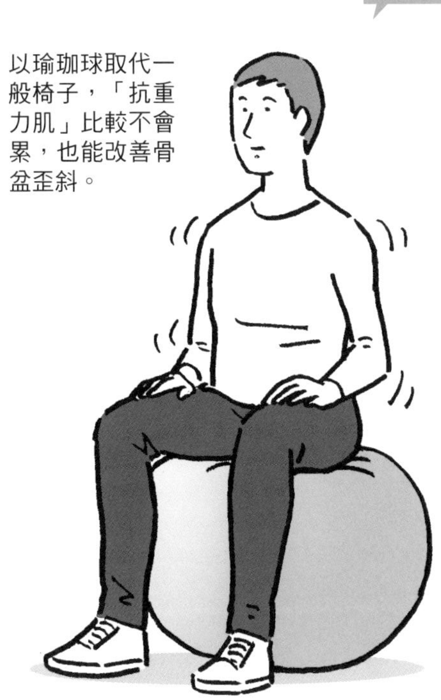

＼身體動作／
效率提升的方法

018

不會對腰部造成負擔的起身方式

從椅子上起身的時候，其實很容易閃到腰。如果你總是把頭往前伸、雙手放在膝蓋上，「嘿咻」地一聲站起來，會對腰部造成很大的負擔。因為這個時候，身體相較於地面的表面積比坐著的時候更大，因此會承受更多來自於重力的傷害。

那要怎麼起身才不會對腰部造成負擔呢？首先將臀部移往椅子前方，接著再將雙腳往內收回，讓身體以垂直方向站起來。

這樣起身的時候，耳朵、肩膀、骨盆就會和坐著的時候同樣呈現一直線。從上往下看的時候，身體面積也會一樣小。因此能**將重力的傷害降到最低**。

這個方法可以毫不費力地輕鬆起身。從不想浪費多餘力氣這個觀點來看，可說是非常有效的方法。

Point

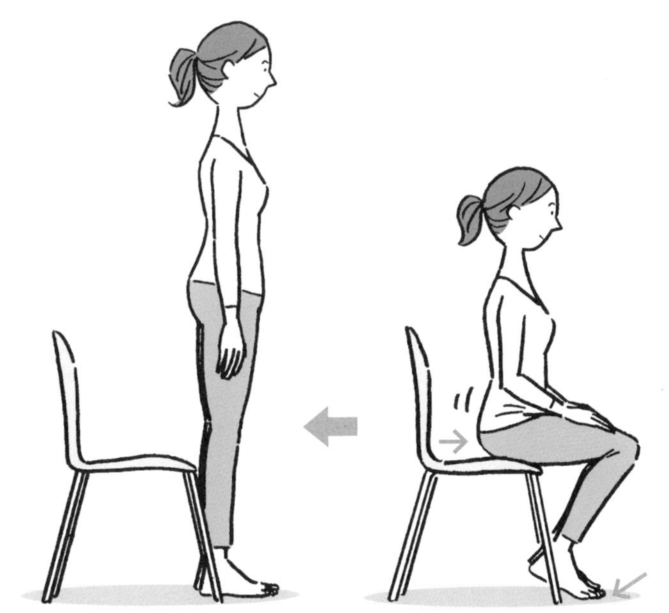

從椅子上起身的時候，先將臀部往椅子前方移動，再接著站起來，這樣可以不費力氣就輕鬆站起來。

\ 身體動作 /

效率提升的方法

019

追劇追再久也不會累的坐姿

長時間盤腿不但容易駝背，還會對髖關節帶來負擔，使骨盆歪斜，造成腰痛或疲勞。因此坐在地上的時候，最好還是使用有椅背的和室椅。

最近幾年越來越多人在家辦公，應該很多人都是坐在和室椅上工作。也有人喜歡趁著假日觀看平常預錄的電視節目，或是上網追劇。

坐和式椅的時候，請大家坐深一點，將背挺直靠在椅背上，使骨盆維持直立。椅背越接近九十度越好。將椅背放倒斜躺或休息片刻的時候，也要讓**耳朵、肩膀、骨盆維持一直線，這一點非常重要**。

坐和室椅時，如果坐得很淺，身體一定會向前傾，就和盤腿一樣很容易累。坐得很淺又斜靠在椅背上的話，更是對腰部造成很大的負擔，一定要避免。

選擇和室椅的時候，記得確認坐著的時候能讓骨盆維持直立，也要能挺直背桿。

有些和室椅因為設計的關係，坐著時腰部位置過低，這樣會對腰部造成負擔。不推薦椅面坐墊太軟的設計，因為會使腰部位置變低，最好盡量選擇椅面較硬的款式。

Point

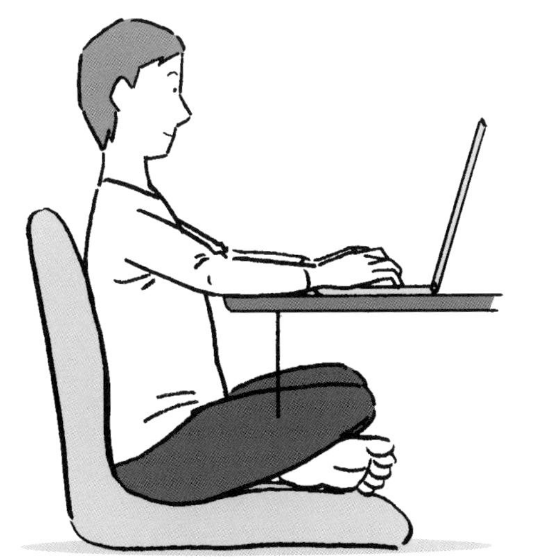

坐在和室椅上工作的時候，盡量將椅背豎直，背部貼著椅背坐。注意身體不要前傾。

020

在居酒屋裡輕鬆盤腿的方式

盤腿會導致腰痛或疲勞，其實最好盡可能避免。但居酒屋或日式餐廳有時沒辦法選擇西式餐桌椅，也沒有和室椅，怎麼辦呢？這個時候，只要將日式坐墊對折放在臀部下方，就能減輕身體的負擔。為了盡可能提高腰部的位置，所以將日式坐墊或靠枕對折、墊在臀部下面，這就是最好的辦法。

臀部下面墊著坐墊或靠枕的話，腰部的位置就會高於雙腳，起身的時候較容易抬起骨盆。如果只是盤腿坐著，則是腰和雙腳的高度相同。從人體結構上來看，為了預防身體向後倒，容易導致骨盆後傾。

這時**只要將腰的位置墊高，骨盆就會正，背桿也會自然挺直。**

許多女性習慣雙腳與身體反向地斜坐在地上，絕對要避免這種坐姿。因為這麼坐會使身體左右兩邊產生差異，對腰部帶來很大的負擔。同時也會因為無意識地偏向同一邊，長期下來造成骨盆歪斜，壓迫到單腳的血液循環，對身體健康帶來不好的影響。要避免長時間斜坐在地上。

Point

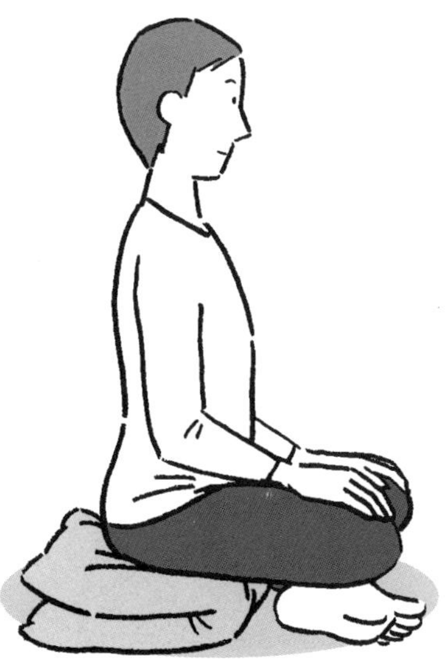

能夠不要盤腿是最好的，實在無法避免的話，就將坐墊或靠枕墊在臀部下方，讓腰的位置高於雙腿。

＼身體動作／

效率提升的方法

021

從盤腿起身的小祕訣

從盤腿姿勢起身的時候，你是否會將頭向前傾、雙手撐著地板，在「嘿咻」一聲中站起身，並同時給肌肉帶來負擔呢？

坐在椅子上的時候也是一樣，這種起身方式對腰部的負擔很大，也會因為過度使用肌力而感覺疲憊。

為了在盡可能不改變頭部位置的狀況下減輕重力的負擔，首先請先豎起一隻腳，接著再讓身體保持垂直時起身，這樣的話幾乎不必施力就能站起來。

除此之外還有另外一個祕訣，那就是不要往前起身，而是往後站起來。

如果你是起身的時候先豎左腳，就將身體順時針方向轉一下再順勢起身。

只要輕輕用右手撐著地面，就能輕鬆站起來了。習慣之後甚至不需要手的輔助。

這些技巧或許不足為道，但就如同疲勞都是由許多不好的小動作累積而成，只要**重複這些好的小動作，就能讓你的身體從疲勞中獲得解放。**

Point

從地上起身的時候，先將單腳豎起，將身體往另一側轉的同時順勢站起來，就幾乎不必施力。

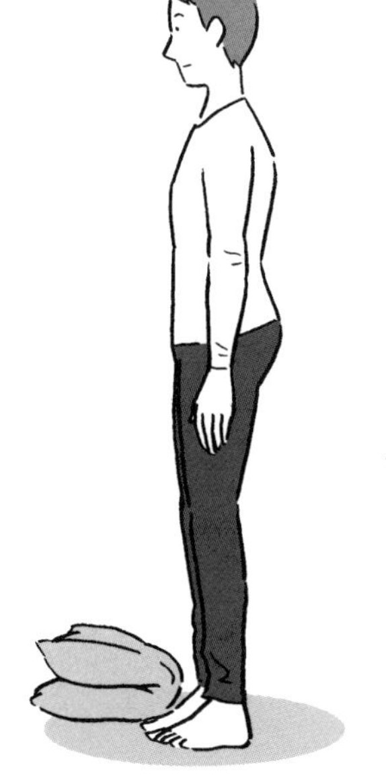

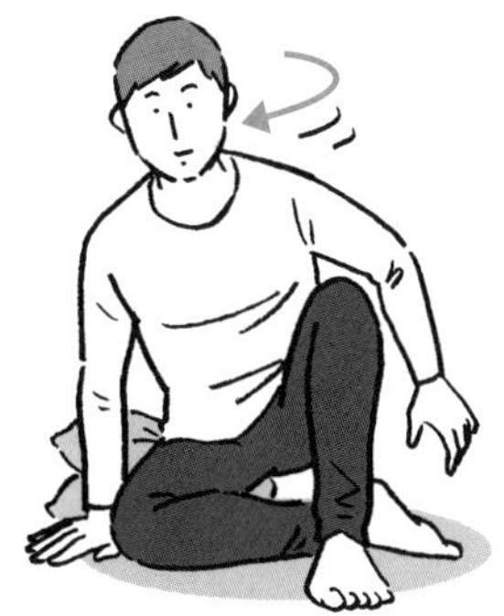

\ 身體動作 /
效率提升的方法

022

輕鬆跪坐的小祕訣

除了喪禮等正式場合，現代日本人已經很少有機會跪坐了。也正因為不習慣，所以許多人跪坐的時候都會腳麻。

長時間跪坐會腳麻是因為小腿前側和大腿受到壓迫。為了避免這樣的狀況，跪坐的時候**盡可能不要將整個身體的重量壓在臀部**。挺直背桿、將重心放在大腿上，就能舒緩小腿前側和大腿的血管所受到的壓迫，比較不容易腳麻。跪坐時讓腳趾上下交疊，當右腳在上側的時候，就將重心放在左側大腿上，這樣坐起來就會比較舒服。反之亦然。

日式茶道及花道都會教導學生**「跪坐的訣竅在於不要整個臀部坐下去」**。說得極端一點，就是大腿後側和小腿肚之間不能緊貼。這種跪坐方式雖然會給大腿前側帶來負擔，卻不會傷害到小腿及小腿前側，所以不會腳麻。

此外，隨時交換左右腳趾重疊的上下位置，也可以預防腳麻。

只要依照這些方法去做，就不會在喪禮等正式場合因腳麻而失態。

Point

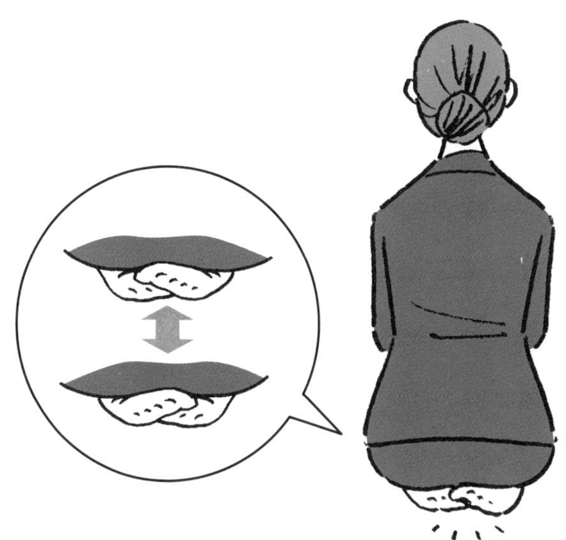

跪坐的時候可以經常交換左右腳趾重疊的上下位置，就不會壓迫到小腿前側和小腿，進而避免腳麻。

\ 身體動作 /

效率提升的方法

023

腳麻時的緊急處理方式

出個問題考考大家。跪坐導致腳麻的時候，怎麼做才能馬上消除腳麻呢？

A：用手輕拍

B：用手指用力壓

C：晃動小腿

正確答案是B「用力壓」。

腳麻是血液循環不佳引起的，因此只要改善血液循環，腳就不會麻了。

用力握住整個小腿給予壓迫，再放開。重複幾次之後，小腿的幫浦功能就會恢復正常（改善血液循環），腳就不麻了。如果腳麻還沒退掉之前就起來走路的話，可能會發生扭傷等意外，大家不妨先將「用力壓」這個方法記住，有需要的時候就能派上用場。

從跪坐姿勢起身的時候，如果將頭向前傾、用手撐地站起來，一樣會感覺累。

這裡向各位介紹一個起身的方式。那就是將併攏的雙膝向兩側打開，豎起單腳站起。用這個方法，任何人都可以不需借助手的力氣就能輕鬆站起來。

這個動作超乎想像的簡單。**可以讓各位深切感受到一個小動作就能輕鬆減少疲累感。**請各位務必一試。

Point

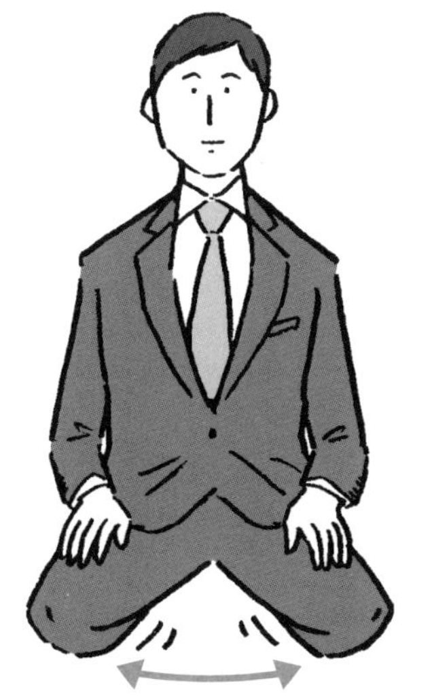

跪坐在地上欲起身時，只要將雙膝往兩側打開，再站起來，就可以不借助手的力氣輕鬆站起來。

024

輕鬆從床上起身的方法

從床上起身其實同樣會對腰部帶來很大的負擔。

仰躺睡覺時會挺腰（腰部與床墊之間產生縫隙）的人，因為骨盆前傾，所以比較容易腰痛（或已經有腰痛煩惱）。

在這樣的狀態下快速起身的話，很容易閃到腰。只要在起身前花五分鐘進行以下動作，就可以在不會造成身體疼痛的狀況下起身。

【避免從床上起身時閃到腰】

①雙腳的腳掌貼合。

②雙膝併攏再打開。

乍看之下很像青蛙。這個姿勢可以放鬆就寢期間持續緊繃的腰部肌肉。

做完這個動作之後，再轉向側邊起身，不要直挺挺地坐起來。

就算是習慣側睡的人，也請做完相同動作後再慢慢起身，可以減少對腰部的傷害。

Point

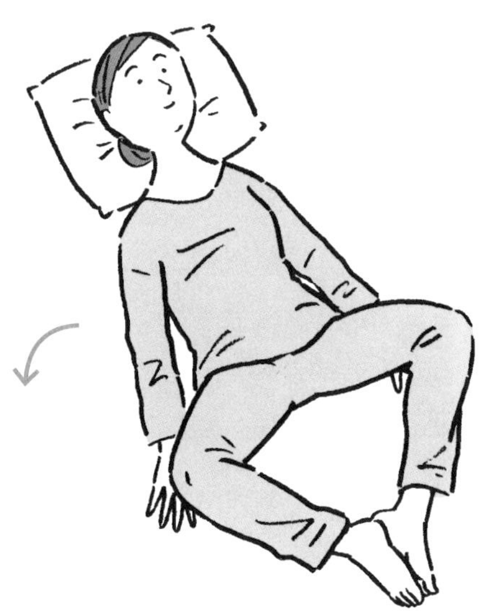

醒來後不要馬上起身，先將雙腳的腳掌貼合，雙膝往上收合再打開，接著再緩緩起身。

COLUMN 2

為什麼肯亞和衣索比亞長跑選手的續航力這麼好？

所有世界級的馬拉松及長跑比賽中，獎牌幾乎都被肯亞和衣索比亞籍選手拿下。這些選手的續航力之所以那麼好，我認為重點在於「後腦杓的形狀」。肯亞和衣索比亞籍選手的後腦杓都很圓。後腦杓越圓，氣管自然就會打開，能更有效率地吸入氧氣。

而亞洲人大多是扁頭。下巴越內縮，越不容易吸入氧氣。身體感覺疲累，頭就會自然往後仰，續航力就又變差。

為什麼非裔選手的後腦杓那麼圓呢？原因之一在於非洲人的嬰兒時期大多被抱著或背著，躺在地上的時間比較少。日本的嬰兒睡覺時大多仰躺，所以就變成扁頭。未來若想培育更多長跑選手，或許可以趁孩子還小的時候多背、多抱。

PART 3

走路

\ 身體動作 /
效率提升的方法
025

不會累的基本走路方式

請各位回想一下自己平常走路的方式。

你是否以腳跟著地？以為這樣就是人類「正常的走路方式」呢？其實這種走路方式完全不符合人體結構，**所以光是走路就會讓人感覺疲累。**

讀完PART 3之後，應該會顛覆各位對於「走路方式」的常識。

幾乎所有人走路時都以腳跟著地，接著彎折腳趾向前蹬，順勢將腳往前帶。這個動作會使腳掌著地後再往前蹬出時的腳踝角度小於九十度，呈現銳角。當腳踝的角度小於九十度，每次跨步向前時，小腿的肌肉就會緊繃。小腿緊繃會影響血液循環，也是造成疲累與疼痛的原因。

有些人習慣跨大步走路，這樣會加強對腳跟的衝擊，使腳踝的角度更小，疲勞感也會增加。

也就是說，**「不會累的走路方式」基本上就是不要用腳跟著地，也不要跨大步走路。**具體方式如以下幾點：

【不會累的走路方式】

- 步距約為骨盆寬度（骨盆的橫向長度）。
- 向前跨出的單腳輕輕向上提，落在身體前方一點點的位置。
- 不要以腳跟著地，而是以整個腳掌著地（用腳趾抓住地面）。
- 同時迅速提起後腳（並伸直腳踝）。
- 隨時將重心放在著地的那一隻腳上（耳朵、肩膀、骨盆和著地的單腳在同一直線上）。

要如何測得骨盆寬度呢？首先將雙腳的腳跟併攏，接著將腳尖向兩側打開到最大，呈現倒八字型。接著腳尖不動、再讓腳踝向兩側打開，使雙腳呈現平行。這個寬度就是骨盆的寬度。

各位或許會覺得這個寬度比平常的步距更寬，但其實若要在走路時讓雙腳的骨骼一直呈現直立狀態的話，骨盆寬度才是最合理的寬度。

◆不會累的走路方式的重點

這種走路方式的重點在於**「不要以腳跟著地」**和**「用腳趾抓住地面」**。這樣就能預防讓腳踝角度小於九十度。

人類從很久以前就是這樣走路。之所以會用腳跟著地，是因為現在有厚底鞋，道路的路面條件也改善許多，環境改變之後不再需要用整個腳掌著地所致。

在漫長的歷史之中，人類一直以來都行走在布滿石礫及稱不上是道路的路面上。環境這麼惡劣，走路的時候是不可能以腳跟著地的。如果不以整個腳掌抓住地面，很可能會失去平衡而跌倒。

也就是說，**人體骨骼就是「走路時無法以腳跟著地」的結構。**這也就是為什麼現代人用腳跟著地容易累。

前文介紹的走路姿勢會使步伐變窄，所以或許有人會覺得沒辦法走快。但其實這樣的步伐才是最符合人類身體結構的步伐。想要走得更快，應該加快步伐的節奏，而不是加大步伐。

Point

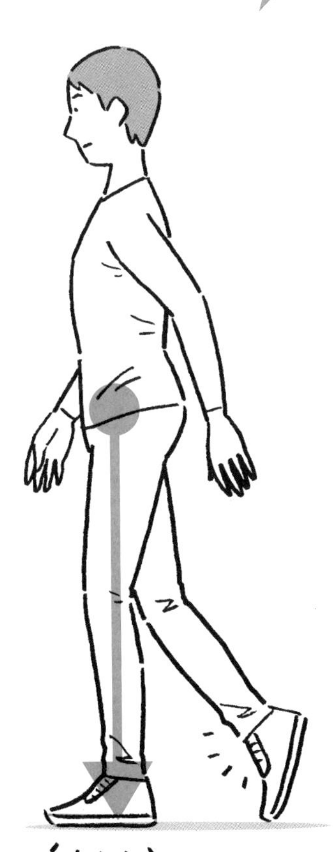

不會累的走路方式最大的重點在於不要以腳跟著地，而是以整個腳掌著地。這樣的走路方式才是適合人體結構、人類最原始的走路方式。

\ 身體動作 /
效率提升的方法
026

不會累又優雅的穿高跟鞋走路方式

前文提到的「不會累的基本走路方式」，適用於穿著球鞋或皮鞋的時候。如果穿的是高跟鞋，以骨盆寬度步伐走路的話會使兩個腳踝向內或向外倒，走起來不穩，所以不推薦這麼做，而且也不好看。穿高跟鞋的時候，建議採取以下的方法減輕身體的負擔。

【穿高跟鞋時這樣走】

- 想像自己走在一條直線上。
- 藉由骨盆的上下擺動將腿往上帶（盡量不要使用腿部的肌肉）。
- 踩地時讓拇指落在身體的中心位置（這時耳朵、肩膀、骨盆、腳在同一直線上）。

・走路時左右擺動脊椎，頭的位置維持不變。

時尚模特兒走秀時都是這樣走的。不習慣「擺動骨盆」或是「左右擺動脊椎」的人，需要經過一段時間的練習。習慣這種走路的方式之後，**不但不容易累，也會給人儀態優雅又好看的印象。**經常穿高跟鞋的讀者一定要試試。

Point

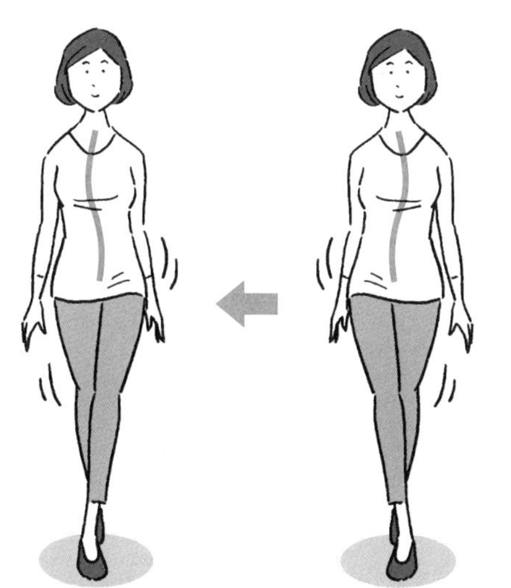

穿著高跟鞋的時候，想像自己走在一條直線上面，走的時候左右擺動脊椎。

027

輕鬆面對陡坡的走路方式

遇到斜坡的時候，如果還是維持平常一樣的走路方式，前腳的肌肉就會需要比較用力而感到緊繃，更容易感覺疲勞。但其實只要稍微改變一下走路的方式，身體就會感覺更輕盈，上坡也不覺得吃力了。

【這樣上坡不會累】

- 步伐跟骨盆寬度一樣，雙腳呈現「倒八字型」。
- 腳踝維持九十度。
- 靠上下擺動骨盆行走，盡量不要用腿部肌肉。

請各位想像一下北歐式滑雪，選手們上坡時都將滑雪板打成「倒八字型」，就是那種感覺。上坡時如果將腳尖朝向正前方，腳踝一定會小於九十度。但只要將腳掌打開呈「倒八字型」的話，就可以避免這樣的狀況。這個姿勢可以減輕對小腿的負擔，也就不會鐵腿了。

Point

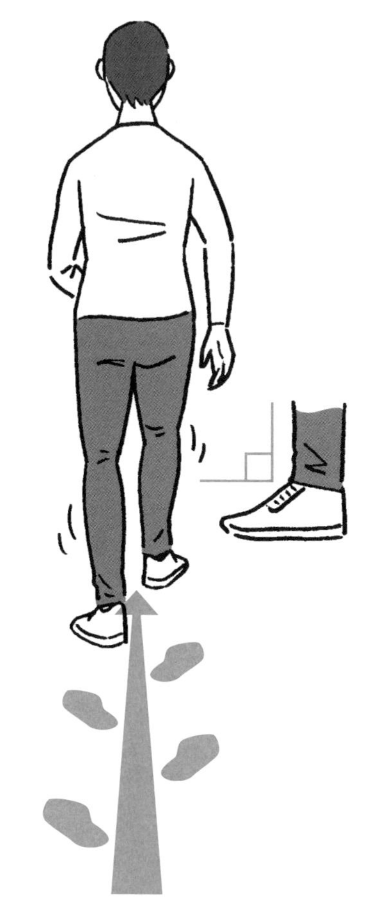

上坡時將雙腳打開呈現「倒八字型」、以骨盆寬度的步伐、靠骨盆上下擺動，帶動身體往前走，就能減輕對小腿的負擔。

＼身體動作／

效率提升的方法

028

避免隔天肌肉痠痛的下坡方式

很多人以為下坡比較不會累。但其實比較不累的是心肺功能，**肌肉和關節所受的重力傷害反而比平常更大。**爬山後隔天會鐵腿通常都不是因為上山，而是下山造成的。下坡也比較傷膝蓋。建議大家趁早學會不受傷的下坡方式。

【不會累的下坡方式】

- 步伐寬度為骨盆寬度。
- 壓低骨盆、以腳尖著地。
- 注意不要前傾（讓身體的軸線為一直線）。

踏出去的時候如果步伐比骨盆寬度還要窄，走起來不但比較不穩，還傷膝蓋。這時要將腳趾拱起來，像貓走路的方式一樣，確實抓住地面後再繼續往前，這樣走起來比較順。此外，盡可能避免使用腿部肌肉，而是想像藉由擺動骨盆產生向下力的方式行走。

各位讀者應該已經發現，**「不會累的走路姿勢」會因為平地、上坡或下坡而有所不同。**不妨在日常生活之中實際感受一下。

Point

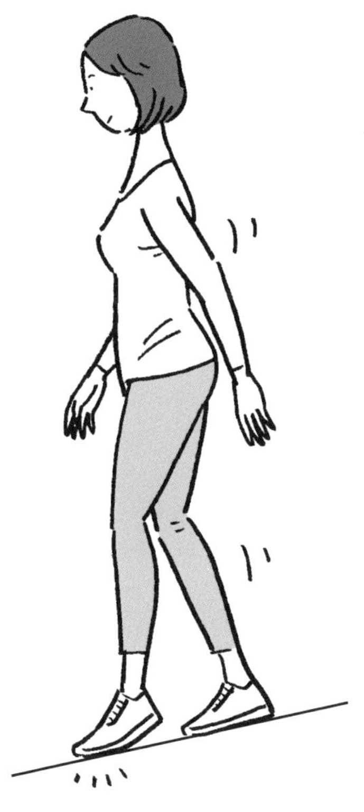

下坡的時候請以腳尖著地。因為下坡對身體的負擔比上坡大，最好趁早學會不容易受傷的方法。

\ 身體動作 /
效率提升的方法
029

不會累的上樓梯方式

爬上很長的樓梯之後，是否讓你疲累不堪？大部分的人上樓時會給大腿肌肉帶來不小的負擔，所以感覺疲累也是理所當然的。只要記住以下的方法，就算樓梯再長也不會氣喘吁吁。

【不會累的上樓梯方式】

- 左右腳著地的位置比骨盆寬度再更外側一些。
- 以整個腳掌著地。
- 以骨盆一左一右向上帶動身體往上走。
- 同時順勢左右擺動脊椎，頭維持在正中心的位置。

像這樣藉由**「骨盆」及「脊椎」帶動往上走，就不會過度仰賴大腿等腿部的肌肉。**就像穿高跟鞋的時候一樣，藉由骨盆和脊椎的動作將身體往上帶，就能有節奏地往上走了。

平常上樓只靠腿部肌肉的人，骨盆和脊椎會逐漸習慣僵化的動作，要重新學習這個動作感覺有點困難。不過一旦學會後，就會發現沒有其他上樓姿勢比這個更輕鬆的了，將會成為一輩子的寶藏，希望各位可以多加練習。

Point

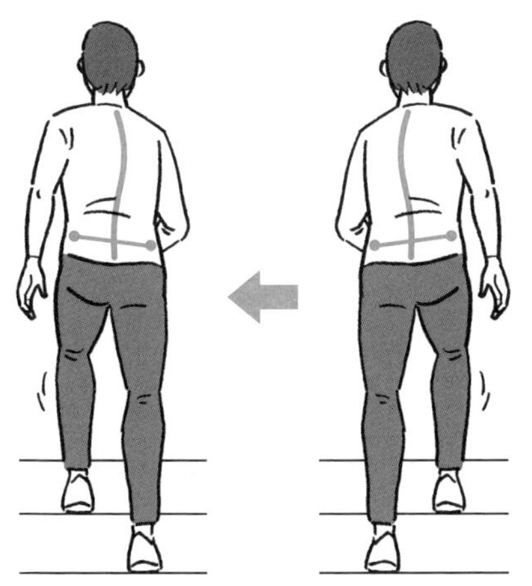

上樓梯的時候，前腳著地的位置要在骨盆寬度的外側，並藉由「骨盆」和「脊椎」往上，就不會增加腿部肌肉的負擔。

減緩腿部衝擊的下樓梯方式

下樓和上樓一樣，記得隨時提醒自己雙腿間的寬度要比骨盆寬度更大，並用腳尖著地。想像自己靠著左右兩邊的骨盆上下擺動，由骨盆帶動雙腳一直向下走。這個方法可以維持上半身穩定，同時減少對腿部肌肉的傷害。

如果前腳著地的位置在身體中央的話，下樓的時候上半身就會不穩定，增加跌倒的危險。高齡長輩要特別注意。

下樓給人一種不會對肌肉造成負擔的錯覺，但其實正好相反。鹿屋體育大學運動生命科學系山本正嘉教授的研究指出，相較於走在平地上或上樓、甚至跑步的時候，**下樓對腿部的衝擊最大。**

在某項東京鐵塔登高六百階的實驗中，將實驗對象分成「上樓組」與「下樓組」，結果隔天只有「下樓組」感覺到肌肉痠痛及肌肉疲勞。

由此可知，**下樓時要比上樓時多一分警覺，以免對身體造成傷害。**現在就開始嘗試本書介紹的下樓方式吧。

Point

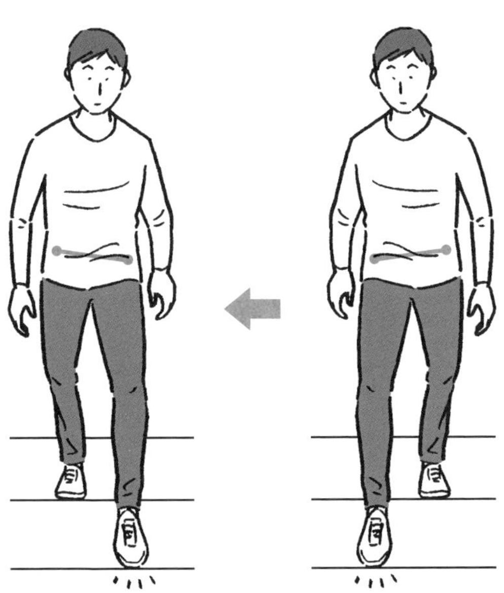

下樓的時候，前腳著地的位置要比骨盆寬度更外側，並用腳尖著地。

＼身體動作／

效率提升的方法

031

濕滑的瓷磚地或結冰路面就要這樣走

大家是否曾經走在雨後濕滑的磁磚地或融雪結冰的路面上而打滑、跌倒呢？走得太大步的話，身體的重心很容易往後倒。如果再用腳跟著地的話，與路面接觸的面積就會更小，所以容易打滑，整個人便會順著重心位置往後跌倒。

生活在寒冷地區的人就會知道，**預防打滑最好的辦法就是「用整個腳掌著地」以及「小步小步走」**。讓整個身體維持在著地那隻腳的上方，就能讓重心落在正下方，也就不容易滑倒，可以順利向前走。

只要採取PART 3的「不會累的基本走路方式」，小步小步地走，不管是雨後濕滑的磁磚地或凍結的路面，都不容易跌倒。

這種「不會累的基本走路方式」同樣適用於海灘等沙地。走在沙灘上用腳跟著地的話，腳就會陷入沙子裡無法順利前進，但「不會累的基本走路方式」就不會有這個問題。

而且穿球鞋時，沙子常會跑進鞋子裡，走起來很不舒服。如果用整個腳掌著地的話，就比較不容易進沙。

不論夏天、冬天或梅雨季，「不會累的基本走路方式」都能大幅度發揮效益。

Point

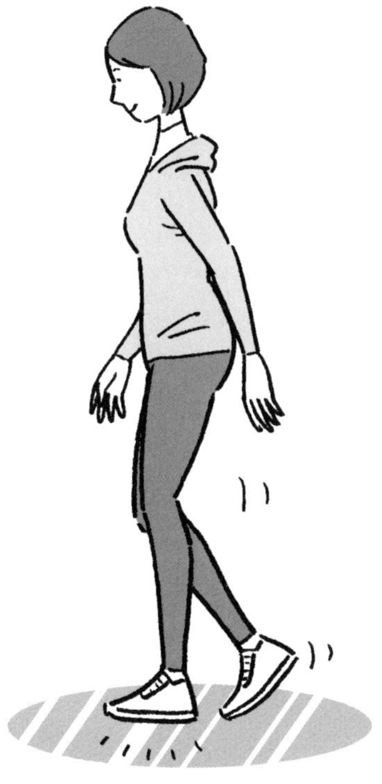

走在凍結或積雪的路面時，應該「用整個腳掌著地」並「小步小步走」。採取「不會累的基本走路方式」就不容易滑倒。

\ 身體動作 /
效率提升的方法

032

外出洽公走路不會累的小祕訣

有位經常在外面跑業務的客戶問我：「長時間走路要怎麼樣才不會累？」很可惜的是，這個世界上並不存在某種「在任何場景都不會累的走路方式」，必須根據不同狀況進行調整，也就是前文介紹的**分別適用於「平坦道路」、「坡道（上坡／下坡）」、「樓梯（上樓／下樓）」的「不會累的走路方式」**。

長時間走路的時候，不會一直走在平坦的路面上。因此應該隨時選擇適合當下環境的方式，整體來看才能有效減低對身體的負擔。

除此之外，再推薦各位另外一種有別於「不會累的基本走路方式」，適合長時間走在平坦道路的方式。

不管是什麼動作，只要不斷重複，身體都會感覺疲勞。「不會累的基本走路方式」雖然可以減輕對小腿的傷害，但無論是再怎麼樣溫和的姿勢，只要長時間持續，都會使腳踝累積疲勞。

走得有點累的時候，就要穿插不同的走路方式。例如途中幾十公尺改成「大步向前、腳跟著地」，讓腳踝獲得適度拉伸，才能舒服地繼續往前走。下次有機會長時間走路時，不妨試著留意看看。

Point

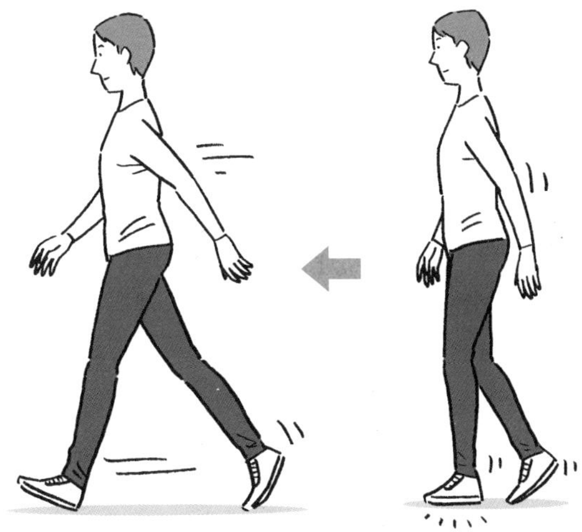

長時間走路時不要一直用同樣的方式。可以中途改成「大步向前」、「腳跟著地」，幫助拉伸腳踝，就能繼續舒服地走路。

033

在家裡不會發出聲響的走路方式

有些人在家裡走路時，會發出「砰砰砰」或「咚咚咚」的腳步聲，這樣的人要特別注意。腳跟著地的人會發出「砰砰砰」這種低沉的聲音，而拇指球著地的人則會發出「咚咚咚」等較輕的聲音。

赤腳走在室內時會發出這種聲音，表示在外面走路時也是一樣都用腳跟或拇指球走路。

只要採用「不會累的基本走路方式」，在家裡走路也幾乎不會發出任何聲音。

在傳統日式旅館或日本料亭裡工作的人，走在地上完全不會發出聲音。那是因為他們會將腳踝往上提，用滑步的方式移動。當然我們在自己家裡時不需要這樣走路，但在房子裡走路時如果發出聲音，感覺很不禮貌又沒有規矩，再加上現在越來越多人住在大樓裡，發出聲音容易與鄰居產生爭執，因此建議各位**在家裡多多練習以骨盆寬度行走、並且將整個腳掌貼在地面的走路方式。**

隨著這兩年在家工作越來越普遍，待在家裡的時間也變多了。如果在家的時候也是**以腳跟著地的方式走路，就會在不知不覺中累積對腳部的傷害。**不妨趁著這個機會，改掉錯誤的走路姿勢。

Point

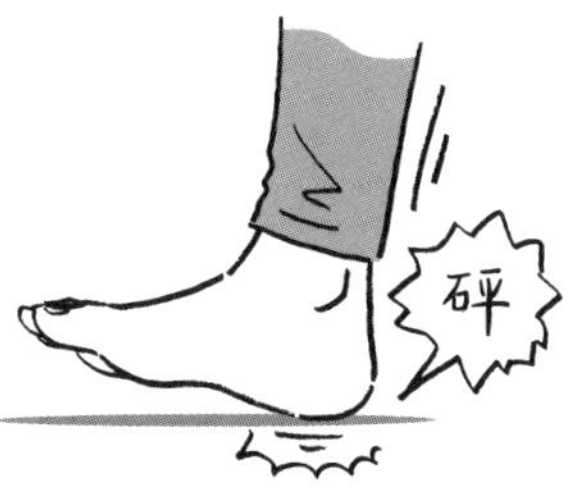

走起路來「砰砰砰」的人，都是以腳跟著地。

咻

以整個腳掌著地的話，就不會發出聲音。

\ 身體動作 /

效率提升的方法

034

這樣選鞋，走路再也不會累

人類的腳掌從腳踝到足弓、大拇指之間呈現「足弓結構」，支撐著整個身體。**想要挑選一雙不會累的鞋子，最理想的就是鞋墊有立體弧度、鞋墊貼合著腳底的足弓結構。**選擇剛剛好的尺寸，讓腳趾有適當施力空間是最好的。如果鞋子過大，可以輕鬆套上或脫下的話，腳趾就會往上翹起，使腳趾無法施力，要盡量避免。

但每個人的腳型都不盡相同，因此買鞋時一定要試穿，並選擇最適合自己腳型、穿起來舒適的鞋子。以下舉出幾種不適合的鞋型，提供各位讀者選鞋時作為參考。

【不適合的球鞋】

・鞋墊表面平坦（不適合腳掌的足弓結構）。

・有氣墊的鞋子（容易養成腳跟著地的壞習慣）。

・太好脫（重心不穩定、使腳趾無法施力）。

【不適合的皮鞋】

・不用鞋拔也能輕鬆穿上（重心不穩定、使腳趾無法施力）。

【不適合的涼鞋】

・無法固定腳跟的塑膠製品（重心不穩定、使腳趾無法施力）。

Point

挑選球鞋的時候，避免選擇鞋墊表面平坦的款式。記得挑選鞋墊和腳掌足弓結構貼合的設計。

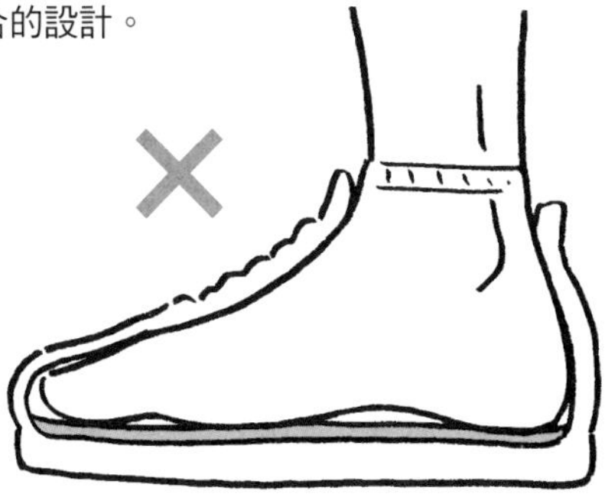

\ 身體動作 /

效率提升的方法

035

最適合慢跑的姿勢

看人慢跑的時候，我常常會忍不住替對方擔心這樣的跑步姿勢會給身體造成負擔，還容易造成疼痛和疲勞。

首先，一定要戒掉跑步時上身向前傾的姿勢。因為前傾姿勢會使腳踝角度小於九十度。

怎麼跑才不容易累呢？記得要**隨時維持耳朵、肩膀、骨盆及著地的那一隻腳在一直線上，腳踝不要小於九十度，手腕不要向手背反折，手臂要維持在同一個位置上，不要前後擺動。**注意腳著地時腳踝為九十度，向前提起時也要維持鈍角，這樣才能減輕對小腿的傷害，可以跑得比較久。

雙手不要擺動、一直維持在同一個位置，跑步的時候上半身自然就會有節奏地擺動。這樣可以減少因為手臂擺動而造成的肌肉疲勞，跑得再久也不容易累。

很多人跑步是為了練體力，但跑得不好的話，反而會使肌肉疲勞，隔天反而更累。一旦累積疲勞或受傷，就更難養成跑步習慣了。

Point

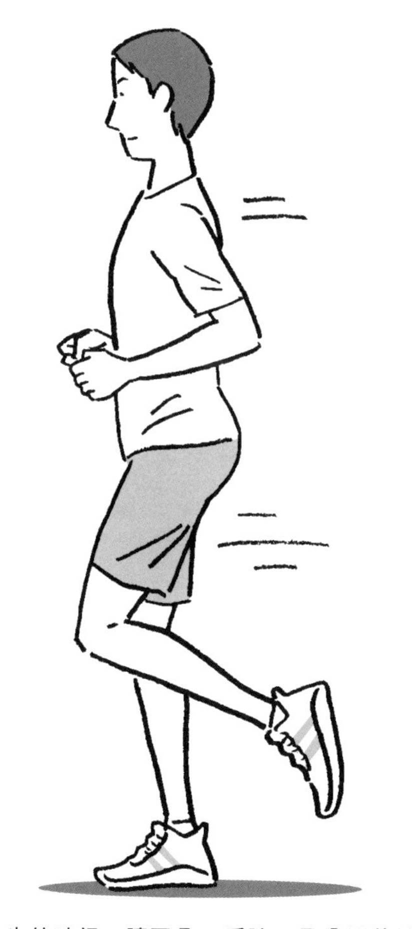

跑步的時候，讓耳朵、肩膀、骨盆及著地的那一隻腳維持在同一直線上，不要讓腳踝成銳角，手掌不要向外翻。

COLUMN 3

如何快速挑選到一雙穿起來不會累的鞋？

一二八頁中已經介紹過買鞋時一定要試穿、選擇穿起來最舒適的那一雙。但有時就是會買到試穿時覺得剛剛好、穿久之後不大舒服的鞋子。實在不知道怎麼選的話，選擇鞋底有黃色「Vibram」字樣的款式就對了。Vibram 是來自義大利的橡膠鞋底，堪稱全球最高品質。一般鞋廠通常都會自行開發並生產鞋底，但 Vibram 的高品質吸引了包含愛迪達（Adidas）、紐巴倫（New Balance）、探索通（The North Face）等國際品牌，在部分商品採用 Vibram 所生產的鞋底。Vibram 原本就是專為登山所設計的鞋底，在耐用、柔軟及抓地力的表現都相當傑出，鞋底也不易磨損，非常耐穿。許多球鞋、皮鞋、涼鞋和登山鞋等鞋款都可以找到使用 Vibram 的鞋款，如果不知道怎麼選鞋，認明「黃金大底」就對了。

PART

4

家事

＼身體動作／

效率提升的方法

036

烹飪時的基本姿勢和動作

包含烹飪、洗碗、打掃、洗衣在內的所有家事，都是需要大量使用肢體的勞動。雖然個別動作都不是太激烈的運動，但因為每天都在做，因此如果姿勢不正確的話，日積月累的過程中就會累積不少疲勞，不得不慎。

首先請大家先學會烹飪的基本姿勢。

站在流理台前、使用砧板分切食材的時候，各位是怎麼樣的姿勢呢？

我想大部分的人都是面對流理台、雙腳站得好好地，頭往前彎進行的吧。

這樣的姿勢不能讓耳朵、肩膀、腰線在一直線上，因此身體會承受很多來自重力的傷害，容易造成疲勞或腰痛。

此外，雙腳站得直挺挺的時候，就只會用手部的力量對菜刀施力，使雙手的肌肉緊繃，這樣的緊繃感也可能造成肩膀疼痛。

想要烹飪的時候不會累，就要學會以下的姿勢和動作。

【烹飪時的基本姿勢和動作】

①擺出戰鬥姿勢（慣用右手的人將左腳往前跨，側身面對流理台。不要正面對著流理台做事）。

②隨時提醒自己要使用遠端位置，不要只靠菜刀出力（慣用右手的人從右肩出力）。

③靈活使用膝蓋並運用重力的力量。

只要擺出戰鬥姿勢作為基本姿勢，就能使耳朵、肩膀、腰線在同一直線上，因為重心穩定，所以不會對身體造成負擔。

此外，以身體的正面進行某項作業的時候，就只會用到手，所以很容易累。但如果是戰鬥姿勢的話，就能有效率地引導出全身的力量。

◆戰鬥姿勢適用於所有家事

不論做的是哪一類家事，「不要以身體的正面進行」都是非常重要的。只要改善這一點，任何家事都會變得非常輕鬆，超乎各位的想像。

使用菜刀時也一樣，只要隨時提醒自己使用手的遠端位置，也就是用肩膀出力，切菜時就會比平常更省力。

使用膝蓋也是為了要引導出全身的力量。

拳擊手之所以揮拳這麼強而有力，就是因為靈活運用膝蓋，使用的是全身的力量。

做菜的時候也一樣，不要直挺挺地站著做事，只要適當運用膝蓋，就是不會累的小祕訣。

了解這三個基本姿勢和動作之後，接下來將以具體的場景為各位仔細介紹。

Point

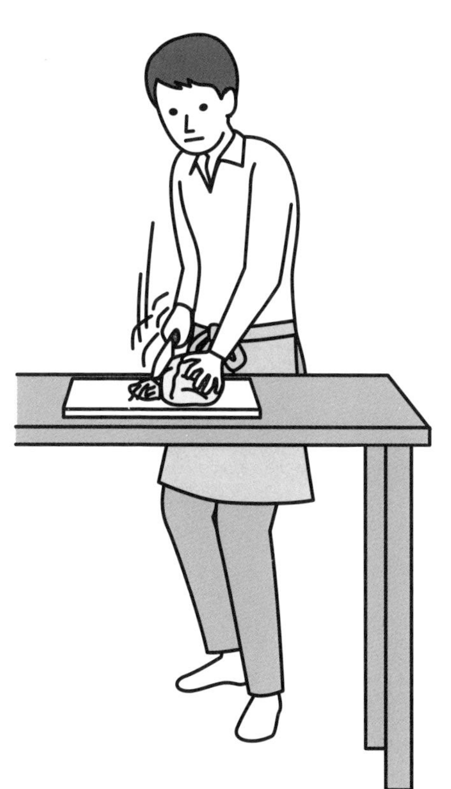

採取戰鬥姿勢，不要只用手的力氣，跟著擺動膝蓋與肩膀，就可以不浪費多餘的力氣。

＼身體動作／

效率提升的方法

037

輕鬆切開質地較硬的蔬菜

在家裡處理南瓜、西瓜這類硬質蔬果時，很多人會將另外一隻手放在刀背上面，藉由瞬間用力往下壓的力氣切開。

這個時候要留意是否擺出戰鬥姿勢，還有出力的時候有沒有用到膝蓋。如果站得直挺挺、只使用上半身的力氣，對於肌力比較弱的人來說，是相當費力的重度勞動。如果再加上因為過度用力而手滑的話，可能還會受傷。

這個時候要善用「膝蓋」。可以試試將膝蓋伸直再彎下的同時，對著菜刀出力。這麼做可以**讓重力成為助力，更有效率地引導出全身的力氣。**

要記得，不能只靠手的力氣，要告訴自己用全身的動作切。只要將手部固定、握好菜刀就可以了。握菜刀那隻手的手肘貼在肋骨旁，接著再靈活搭配膝蓋的動作，就能切得更輕鬆。

Point

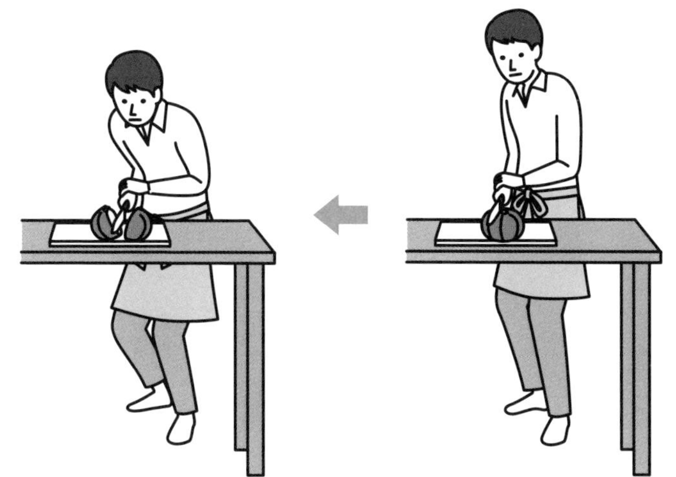

切南瓜等硬質蔬果時，要多多運用「膝蓋」。當握著菜刀往下切的同時彎曲膝蓋往下微蹲，就能借助重力的力量。

\ 身體動作 /

效率提升的方法

038

甩鍋翻炒的祕訣

相信很多人有過這樣的經驗。想做出粒粒分明的炒飯，於是單手拿著笨重的平底鍋，用手腕的力氣不停甩鍋，不久後手就痠痛不已。手部肌肉會從近端位置開始感覺緊繃，接著肌肉的疲勞會傳遞到手背→手臂→肩膀，最後導致上半身疲累及肩頸痠痛。

為了避免這樣的狀況發生，首先要注意的是拿著平底鍋的那隻手的手肘要貼在身體上。

這個狀態就能確保整個手部動作是由遠端位置的肩膀發出，然後力氣就會沿著肩膀→手臂→手腕的順序往外傳達。只要像這樣用整個手臂甩鍋，就不會對手腕帶來過度負擔，也就能減少疲累感了。

而之所以要將手肘貼著身體，是為了要盡量減少使用手臂的肌肉。手臂一離開身體，就必須承受重力，所以會對手臂的肌肉帶來傷害。

但**只要將手肘靠在身上，就能靠身體支撐手肘，可以減少白費力氣。**

所有動作都盡可能靠近自己的身體，是另一個不容易疲累的祕訣，各位不妨試試。

Point

甩鍋時不要靠手腕的力氣，
隨時提醒自己要從遠端位置
的肩膀動作。這樣手比較不
容易瘦，也比較有效率。

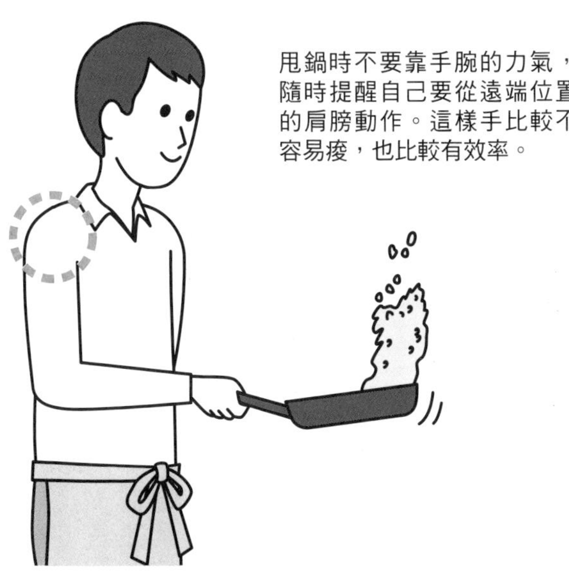

039

輕鬆打開玻璃罐的技巧

使盡全身的力氣還是無法轉開玻璃瓶蓋！像這種時候，不要一股腦兒想著只靠肌肉的力氣。只要學會一個小技巧，就能輕鬆解決這個問題。

先站好戰鬥姿勢，慣用右手的人請用左手握住瓶蓋，右手握住瓶身。

接著將兩個手肘靠著身體，左手放在腰部的髂骨上（骨盆突出來的那塊骨頭）。

維持這個姿勢，屈膝往下蹲。

同時用右手轉動瓶身，左手固定不動。

這個方法可以輕鬆打開鎖死的瓶蓋。**運用槓桿原理，重點在於轉動較長的瓶**

身這一端。往下蹲的這個動作也可以將重力往下集中，讓力氣集中在一個點上。

但如果瓶蓋真的太緊，就連我也束手無策。這時不妨試試「生活智慧王」的做法，將瓶蓋泡在攝氏五十度左右的熱水裡，讓金屬膨脹就比較容易打開了。實在轉不開的話，不妨一試。

Point

重點在於將瓶子靠在身體上，並旋轉瓶身而非瓶蓋。以左手做「支點」，右手做「施力點」，根據槓桿原理，力氣就會比較容易進入相當於「抗力點」的瓶蓋。

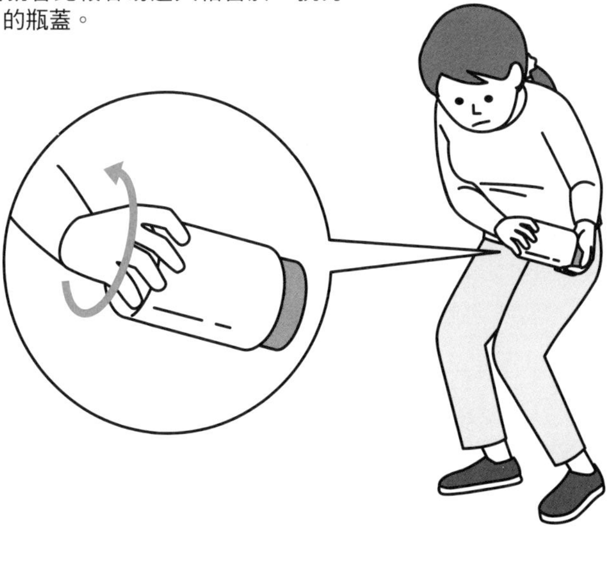

040

瞬間拔出紅酒軟木塞的方法

拿到一瓶很棒的紅酒，真想趕快品嚐看看！於是準備好開瓶器、插進軟木塞裡，結果軟木塞太緊了，怎麼拉都拉不出來。忙了老半天，反而把軟木塞弄碎、弄斷，把自己搞得筋疲力竭，乾脆不要喝算了。這樣的畫面是否非常熟悉呢？

先不管動作好不好看，在這裡要教各位一個輕鬆拔出軟木塞的方法。

【瞬間拔出紅酒軟木塞的方法】

①將開瓶器的螺絲針轉進軟木塞裡，將酒瓶放在地上。
②雙腳夾住酒瓶。
③面向正前方蹲下。

④伸直手臂，用兩隻手握住開瓶器站起身。

這樣就能毫不費力將軟木塞拔出來了。

這個方法使用的也是槓桿原理，將身體當作槓桿。**要善用全身，不要只用手部的肌肉，就完全不會累，也幾乎不會失敗，讓你順利拔出軟木塞。**

Point

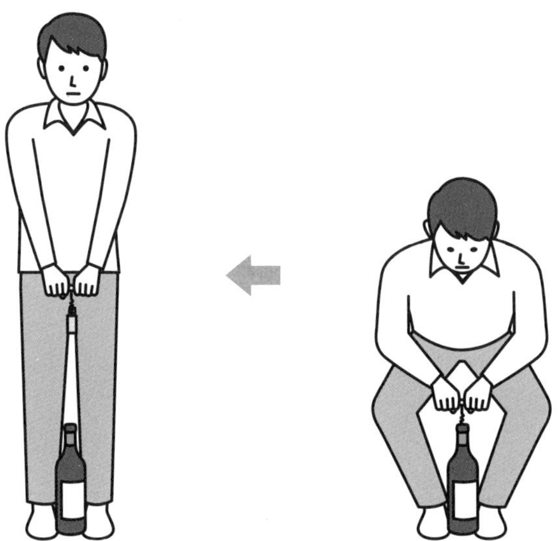

運用力學原理打開紅酒。全身垂直運動產生的力道都會傳到軟木塞，不會浪費力氣，所以不必施力也能「啵」地一聲輕鬆拉出。

＼身體動作／

效率提升的方法

041

一次搬運大量餐具的方法

烹飪的時候經常需要搬動重物，例如拿鍋具，或是吃完飯後將大量餐具「送進」廚房等。

將整鍋砂鍋料理搬到餐桌上，也需要很大的力氣。

雖然搬動的時間很短，但還是會讓肌肉累積疲勞。久而久之可能就會閃到腰，所以每次搬運的時候要特別注意不要給身體造成負擔。

搬運很重的鍋具或烹飪器具、堆疊很多層的餐具時，祕訣在於身體的重心要維持在一直線上，移動時將兩個手肘貼在身上。

這樣身體的重心就會很穩定，即使搬很重的東西也不會對肌肉造成負擔。

也不會發生身體向前彎傾導致打翻鍋子或是盤子散落一地的悲劇。

PART 5 中將會介紹各種不會累的「搬運」方法，提供給各位參考。

Point

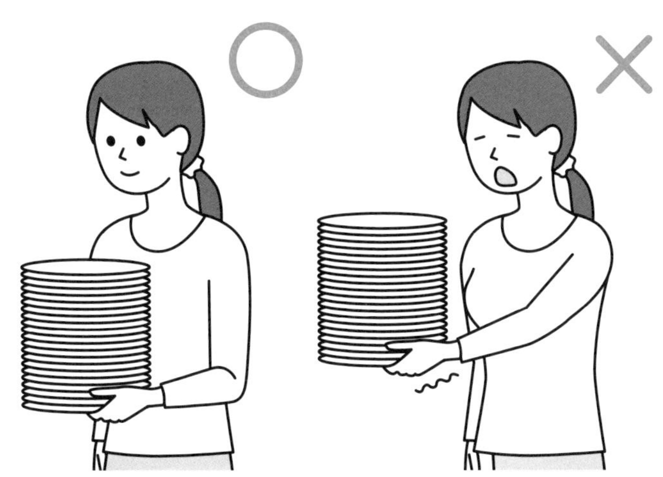

搬運重物的時候，將手肘貼在身上，慢慢地移動。這樣重心比較穩定，需要連續搬運大量餐具時不妨多加運用。

不會造成胃腸疲勞的用餐姿勢

用餐的時候，請留意採取PART 2所介紹的「不會累的坐姿」。

因為我們用餐時的注意力都集中在手部與嘴巴，所以身體很容易不經意地向前傾，或是肩線與腰線歪斜，使姿勢在不知不覺中變差，要特別注意。

習慣只用單側臼齒咀嚼的人也要特別注意，這樣會造成身體的左右兩邊不平均，使姿勢跟著變差。第二五〇頁中有介紹如何改善不好的「咀嚼習慣」，可以一併參考。

人一天吃三餐，每天都要吃飯，用餐姿勢不良的話，很容易感覺疲累或造成腰痛，因此要盡快改善。

此外，姿勢不良也會擠壓到腸胃的空間，而影響腸胃運作功能，進而引發消化不良。

也就是說，**為了減少肌肉疲累或內臟疲累，用餐中維持「不會累的坐姿」是很重要的**。「不會累的坐姿」在視覺上看起來也會比較優美，出外用餐時也會給人比較好的印象，建議從平常就開始練習。

Point

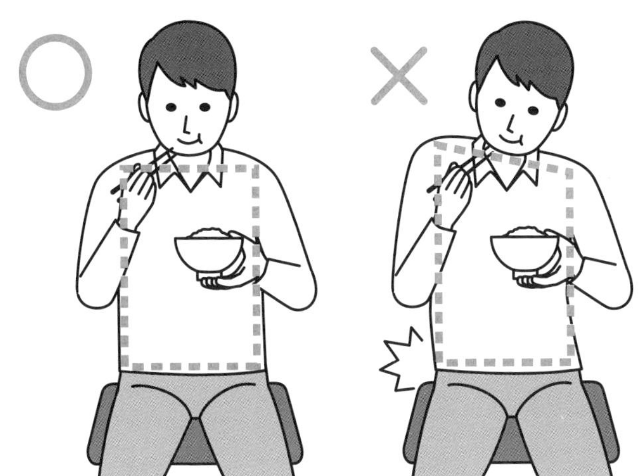

用餐的時候也維持「不會累的坐姿」就沒有問題。注意肩膀和腰部保持平行，上半身不要歪斜。

\ 身體動作 /
效率提升的方法

043

減輕洗碗負擔的方法

在流理台洗碗的時候，很多人會感受到強烈的疲累感。或許是因為大部分的人都是正向面對流理台、一手拿餐具、一手拿海綿的關係吧。身體面向正前方、使用雙手作業時，我們常常會不經意地將身體向前傾，因此對支撐頭部及手臂重量的肌肉造成負擔，也就容易感覺疲累。

想要減輕負擔，有以下兩個重點。

第一是**將拿餐具的位置往身體正前方的左右其中一側移動，讓洗碗的位置落在骨盆其中一側的前方。**同時也不要忘記採取戰鬥姿勢。

第二是善用遠端位置。由於洗碗是向前彎的動作，對慣用右手的人來說，拿海綿的右手就是近端位置，遠端位置就是左邊臀部。

洗的時候不要只動近端位置的右手，要記得有節奏地輕輕擺動相當於遠端位置的左臀。**擺動與近端位置呈現對角關係的遠端位置，可以削減作業時的肌肉緊繃，比較不容易留下疲累感。**

除了洗碗之外，有節奏地擺動遠端位置這個方法也適用於各種家事，學會之後就可以運用到其他家事上。

Point

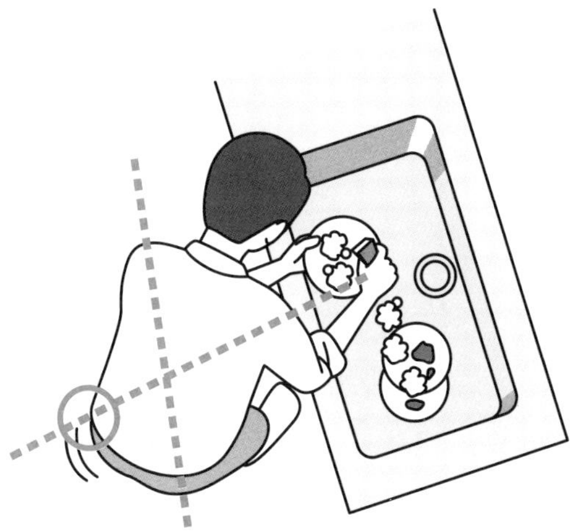

洗碗時很容易向前彎，記住不要正向面對流理台。只要輕輕擺動遠端位置的腰部，肌肉就比較不容易疲累。

\ 身體動作 /
效率提升的方法
044

這樣使用吸塵器不會累

近年來各廠牌吸塵器的功能不斷進步，但許多人還是維持從前的習慣，將身體向前傾、把吸塵器當作洗地刷一樣前後推。前文也曾經提過，像這樣雙手握著吸塵器，身體向前傾、以身體的正面吸地的姿勢，會使身體承擔重力的負擔，使我們在不知不覺中受到傷害。

現在的吸塵器已經不再需要施力往下壓，也能輕鬆將灰塵吸得一乾二淨。接下來就一起學習怎麼樣的吸地姿勢最輕鬆。

【這樣使用吸塵器不會累】

・身體的重心在同一直線上，上身不要向前彎。

・將吸塵器握在比身體更後面一點的位置。

吸塵器握在比身體後面一點的位置，身體就比較不會向前彎，可以讓身體的重心維持在一直線上。

只要維持這樣的姿勢，將吸塵器輕輕往前滑就可以了。手不需要用力，抱著散步的心情吸地，就不覺得累了。

Point

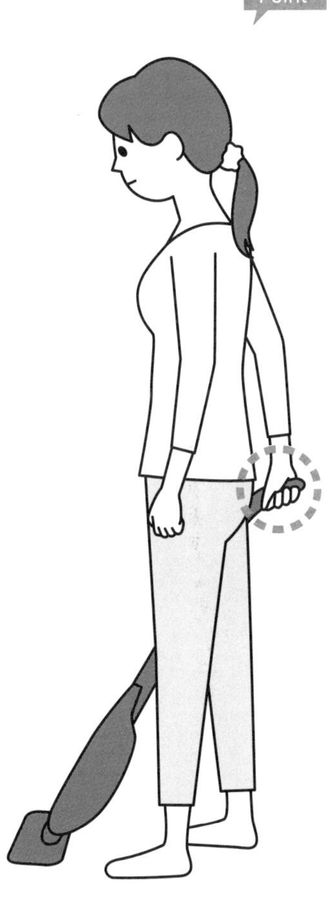

使用吸塵器的時候也是維持「重力解放姿勢」。將吸塵器握在身體前方的話，上半身就會很自然往前彎，所以要記得隨時都握在身體後側使用。

＼身體動作／
效率提升的方法
045

效率極佳！撢灰塵及擦窗訣竅

撢灰塵和擦窗戶的時候也是一樣，只要運用「遠端位置」，就會非常輕鬆。這些家事通常都站著進行，不需要彎腰。所以用右手作業的話，遠端位置就是左肩。

撢灰塵的時候，慣用右手的人要使用身體的整個右半邊進行動作，而不是靠身體的正面。遠端位置（也就是左肩）要隨著撢灰塵的節奏感輕輕擺動，這樣就比較不會使肌肉累積疲勞。

擦窗戶也是一樣。很多人擦窗戶的時候身體都正面對著窗戶，但這樣比較不好施力，容易引起肩膀疼痛。

擦窗戶的時候，如果是慣用右手的人，就要轉側身讓右半身靠近窗戶擦，而

不是整個身體正面靠近。跟撣灰塵的時候一樣，**遠端位置左肩也要隨著擦窗戶的節奏輕輕擺動或轉動。**只要一個小小的動作，打掃就會變得更輕鬆。

習慣了遠端位置跟著擺動之後，做其他家事的時候，也就能像這樣帶著節奏感輕輕擺動身體，好像在跳舞一樣。這就表示已經帶動全身肌肉，不會只給單一肌肉造成負擔。而這個動作，就是打造不易疲累體質的關鍵所在。

◆讓手伸得更高的好方法

你有沒有以下這種經驗？撣灰塵或擦窗戶的時候，有些地方就差那麼一點點，再往上一點點就能碰到了。

有個好方法能讓你的手再往前、往上多伸長一點點。

這個方法就是「綁上日式頭巾」。

或許有人會認為這是在說什麼夢話，但確實真有其事。

頭巾不只是打起精神做某件事的象徵，這樣的意義也會影響到我們的動作，是一件非常神奇的東西。

這件事的緣由有很多種說法，其中一個說法認為戰國時代的武士就是因為繫上頭巾之後，握著刀槍的手就更能伸得更長一些。

以下為各位介紹當中的原理。

在頭上綁頭巾的時候，打結的兩端不是左邊在上，就是右邊在上。綁在側面的力量會形成左右差，這個力量會進而讓頭部兩側產生作用。

打完結後右邊在上的時候，就會在頭部產生一個向右旋轉的力量，所以當你要轉頭時，就很容易向右轉，比較不會向左轉。也因為整個身體都往右邊拉的關係，右手就會比較容易舉起，也能伸得比較長。而如果打完結後左邊在上，左手就會伸得比較長。

只要善用這個原理，擦窗戶或撢灰塵前先綁上頭巾，就可以伸得比之前更高、更遠了。

因為每個人的肩膀的柔軟度不同，所以感受到的效果也不盡相同。如果像是

「就只差五公分了！」這樣的狀況，請務必一試。另外像是拿高處的東西，或是換燈泡的時候，也應該都能派上用場。

這個方法的重點在於綁東西讓頭部產生左右差異，至於綁什麼並不是重點。現在已經很少人會在打掃時綁日式頭巾了，所以也可以使用三角頭巾代替，可以得到相同的效果。

以前的人常在做某件事之前綁上頭巾或方巾，除了有一種「我準備好了！要開始了！」的加油打氣的效果之外，還具有引導出平常做不到的能力這樣的效果。大家不妨試試看。

Point

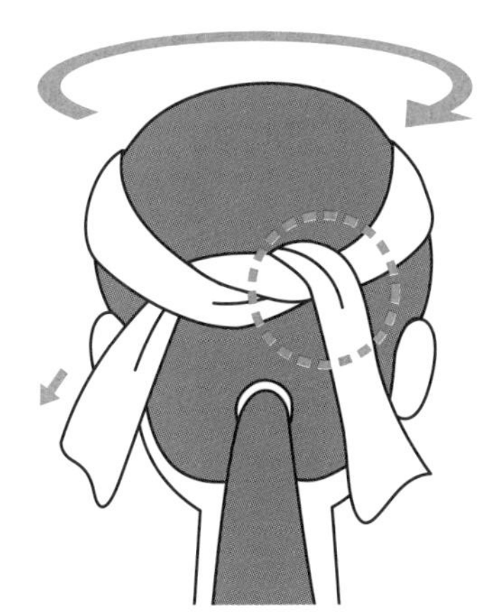

這樣是右邊在上，所以綁緊後會產生一種向右邊轉的力道，右手就會伸得比較長。各位可以兩個方向都試試看，感受一下其中的差異。

＼身體動作／

效率提升的方法

046

擦再多桌子也不會累的方法

上半身向前傾的彎腰動作在許多站著做的家事中都會出現，最典型的就是擦桌子。

擦桌子的時候如果將手往手背方向折、只靠手的力氣擦的話，很快就累了。

這個時候，**要記得使用整個身體。**

【擦桌子不會累的方法（以右撇子為例）】

- 手腕（近端位置）不要施力太多，也不要往手背方向反折。
- 提醒自己從右肩（中間位置）動，手臂擺動的幅度大一點。
- 擦的同時輕輕擺動左邊臀部（遠端位置）。

前傾進行某種作業的時候，以立體的角度來看，身體的對角位置就是遠端位置。或許很多人很難想像為什麼手部動作會和臀部相關，但實際試過後就會發現，這樣擦桌子可以比平常更不費力。

換個角度思考，其實前傾作業就是這麼傷害身體的動作。**因此要隨時留意運用近端位置、中間位置、遠端位置之間的連貫，不要給身體單一位置造成過度的負擔。**

這個方法非常推薦給從事餐飲業的讀者。

Point

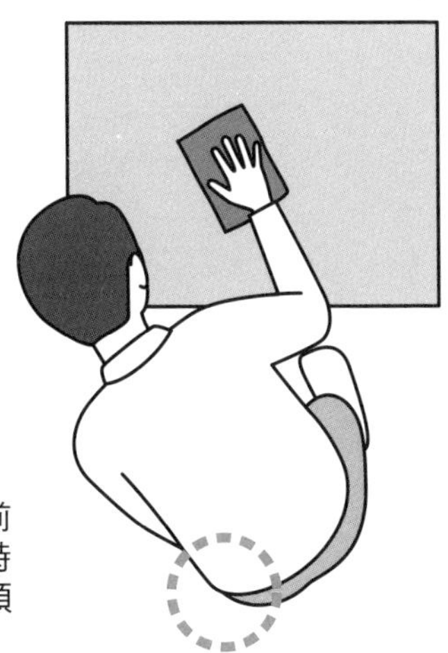

擦桌子的時候上身很容易前傾，以右手擦拭桌面的時候，記得輕輕擺動左腰以預防疲勞累積。

\ 身體動作 /

效率提升的方法

047

打掃浴室不會腰痛的訣竅

所有的家事之中，較耗費體力的應該就是打掃浴室了。不但要彎著腰刷浴缸，還要蹲在浴缸裡清洗浴缸底部。如果用不合理的姿勢打掃，很快就會累壞了，而且這些動作也很容易引起腰痛。

打掃浴室的時候，建議大家盡可能維持站姿，或上身直立的跪姿。雖然從浴室的結構來看，彎腰比較容易進行打掃，但彎著腰刷牆壁或浴缸，卻會對腰部造成很大的傷害。

採站姿或跪姿，從身體的右邊區域開始刷，就比較不會對肌肉和膝蓋造成負擔（以慣用右手的人為例）。

這個時候手部和身體也不要距離太遠，才能減輕負擔。從正上方往下看，身體的面積越小越好。

刷地板的時候，請採跪姿並以單手向前撐地穩住身體。我們的身體和相機腳架一樣，**三個支點會比兩個支點更加穩固**。用三個支點的姿勢刷地、擦地，更容易施力。

Point

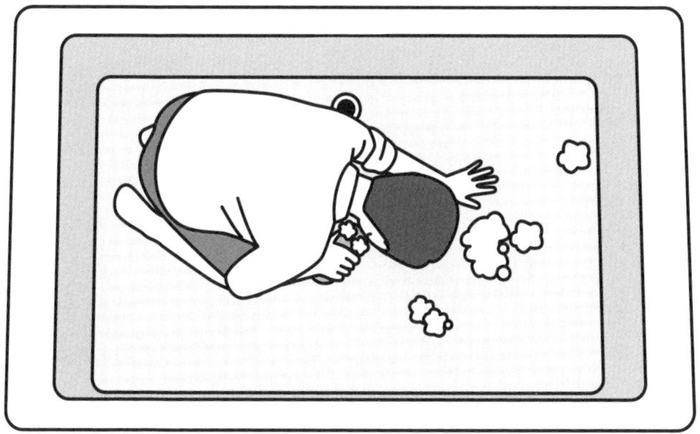

打掃浴室的時候，以雙膝兩個支點和單手一個支點撐住身體，刷洗這三個點的範圍之內，即可穩定施力。

\ 身體動作 /

效率提升的方法

048

這樣蹲讓你埋首園藝不會累

有些人蹲下的時候，腳跟沒辦法著地。很多人以為是因為「腳踝太緊」，但其實大多數原因與腳踝緊不緊沒有關係。

真正的原因是，如果在骨盆（髂骨）前傾的狀態蹲下，就會姿勢錯誤。骨盆前傾（挺腰）的狀態蹲下的話，身體會自動調整角度以維持平衡，所以形成腳跟離地、以腳趾根部支撐整個身體的姿勢。這樣蹲，腳很快就累了。這樣蹲著除草，雙腿馬上會腫脹不適，沒辦法維持很久。

正確的蹲法應該是，站著的時候先將腰稍微彎起來，讓骨盆往後傾。接著再蹲下，腳跟就不會在蹲下的時候離地了。

這種蹲法是以整個腳掌抓住地面，所以能減輕腿部的肌肉緊繃。

除了除草之外，像是園藝或在田裡做事等需要長時間蹲著的人，都可以試試這種正確的蹲姿，讓你的雙腿不會累。

Point

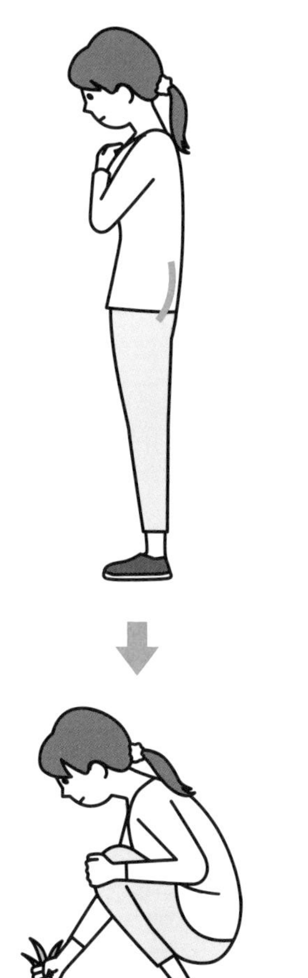

蹲下之前，先將腰稍微彎一點點再蹲下，就比較容易維持腳跟貼地的姿勢，減輕蹲著做事時的疲勞感。

\ 身體動作 /

效率提升的方法

049

超省時！最有效率的晾衣方式

將洗好的衣服從洗衣籃中取出、晾衣服的時候，只要稍微改變一下動作，就能讓你的疲勞感完全不同。

首先是將衣服從洗衣籃中取出的時候，千萬不要站離洗衣籃太遠，或是雙腳併攏站在洗衣籃的正前方。離洗衣籃太遠的話，雙手就要伸得很長，這樣很容易身體前傾，產生重力帶來的傷害。

這時要記得採取戰鬥姿勢，不要站在洗衣籃正前方，而是應該側身往前靠近洗衣籃，維持在屈膝、手不用伸太直就可以剛好取出衣物的距離。

取出之後、晾衣服的時候要以單腳為軸心，用旋轉的方式讓身體轉向晾衣架。晾完一件之後，再以單腳為軸心，將身體轉向洗衣籃。這個動作可以在不走動的狀態下，在自己的旋轉範圍內（戰鬥姿勢的範圍內）進行取出衣物與晾衣這兩項作業。

晾衣的時候也是一樣，離身體太遠的話，會對身體造成負擔。**不妨下點功夫設定好晾衣架和洗衣籃的位置，讓所有的動作都在自己的身體範圍內進行。**

Point

盡可能讓洗衣籃靠近自己的戰鬥姿勢範圍內，越近越好，讓起身晾衣的動作可以垂直進行。晾衣服的位置落在轉身過去後剛剛好的位置，也可以省去移動的時間。

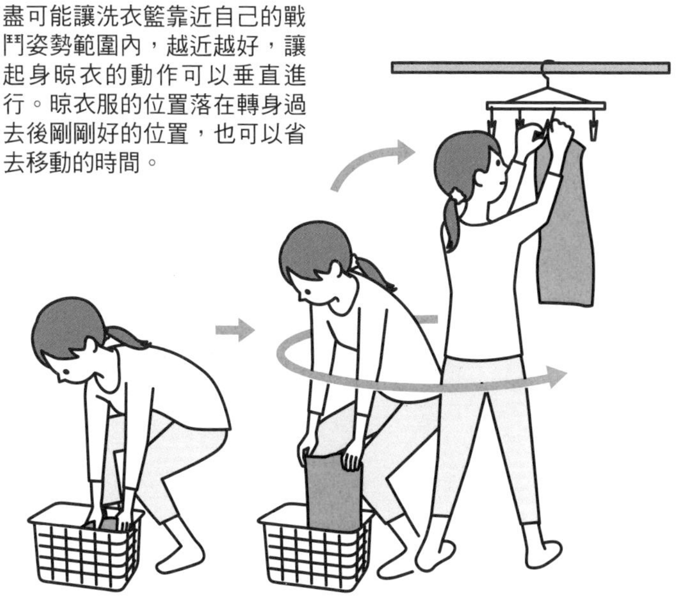

COLUMN 4

短時間內
提升反射神經的方法

許多職業運動員具備絕佳的反射神經。但其實只要一個簡單的動作，任何人都可以提升自己的反射神經。請各位試著在打網球或桌球的時候，將另一隻手的手背對著對手的方向。手背（中指與無名指之間）上有一條稱為「反射體」的神經傳導途徑。反射體就像感應器一樣，能瞬間感應到對方的動作和球的變化。因此只要將手背對著對手，反射神經就會變好。

拳擊手井上尚彌進行防守的時候將手背面向前方、足球守門員川島永嗣在 ＰＫ 戰（互射 12 碼球）的時候將手背往前，都是充分運用反射體的感應。各位運動的時候，不妨嘗試充分運用反射體看看。

PART 5

搬運

\ 身體動作 /

效率提升的方法

050

輕鬆提起重物的方法

搬家或是在超市買太多東西的時候，常常需要獨自搬運重物。例如要提起裝有很多瓶寶特瓶飲料的環保袋，如果站得離袋子太遠、雙腳直挺挺地面對袋子直接提起來的話，就會對腰部帶來很大負擔而引起腰痛。

正確的方法應該是先採取戰鬥姿勢，側身面對環保袋之後，再提起袋子的提把。這時候要注意的是肩線和腰線維持平行。

提起袋子的時候，如果只用近端位置施力，會給肌肉帶來負擔。因此要以遠端位置的肩膀開始施力，並**提醒自己依序將力量傳達到中間位置的手肘、與近端位置的手腕。**

習慣這樣的動作之後，就可以慢慢掌握使用肩胛骨而非靠手臂將袋子提起的感覺。如此一來就能減少對手臂肌肉的負擔，輕鬆提起重物。

Point

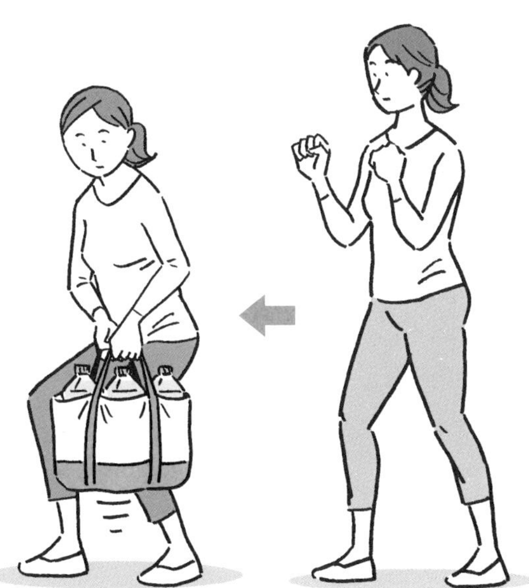

提起重物的時候，要記得採取戰鬥姿勢，並且運用肩胛骨而非靠手的力氣。

051

提著重物輕鬆走路的方法

提著重物行走時，手臂及手腕的肌肉會非常緊繃。相信很多人都有過不停交換左右手，或是暫時放下休息片刻的經驗。

為什麼那麼快就感覺疲倦呢？原因非常單純，因為只靠身體的前方或是側邊施力。如果將重物提在身體前方，就必須靠手臂和手腕的力量支撐重物，使肌肉變得緊繃而發出求救訊號。同時重量也會讓上半身不自覺往前倒，使走路時的身體軸心偏移，給肩膀和腰部、雙腿帶來很大負擔。這些都是搬重物行走時很快就感覺疲累的原因。

若想要避免這樣的狀況，方法很簡單。只要將提重物的手往後放（臀部附近）就可以了。這時手臂要緊貼著身體，手腕伸直不要彎曲。也就是不要靠肌力，而是靠自己的身體支撐著重物的感覺。如果有兩件以上的行李、雙手都提著東西的話，就兩隻手都貼著身體。

這樣提重物的話，手臂的肌肉就不會感覺疲累，而且也因為行走時身體的軸心可以維持一直線，因此不會對身體造成負擔。**提重物的時候也要想著「從正上方看下來的面積越小越好」，就能減輕重力帶來的負擔了。**

Point

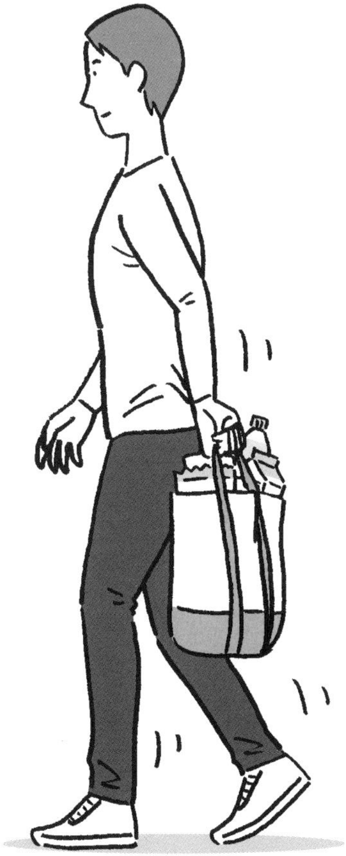

將重物抱在身體前方或兩側時，會對身體造成負擔。記得要將行李拿在稍微靠後面一點，手臂貼著身體，才不容易累積疲累。

＼身體動作／

效率提升的方法

052

輕鬆搬起沉重紙箱的方法

最近許多人都在網路商店買東西，也有很多人會請大樓管理員代收宅配後再自行領回。因此有越來越多機會需要自己搬沉重的紙箱。

搬紙箱的時候跟提重物一樣，先站在紙箱的斜後方，站好戰鬥姿勢後，挺直背桿、屈膝靠近紙箱。

這個時候如果只搬紙箱的某一個側面，會給手部肌肉帶來負擔。先找出紙箱較長的一邊，將靠近自己的這一側稍微抬高，拿著紙箱的左下和右上再往上抬起（左上和右下也可以）。

像這樣**用兩隻手拿起立體物的對角線，就能有效率地拿起重物**。

這時候也要注意身體的軸心不能歪掉，確實抱緊紙箱並垂直站起，就能在不給肌肉造成負擔的狀況下舉起紙箱。

而且不能只靠手的力氣，而是要用上半身靠著紙箱再整個抱起。以身體的多個支點與紙箱接觸，分散對肌肉的負擔。

Point

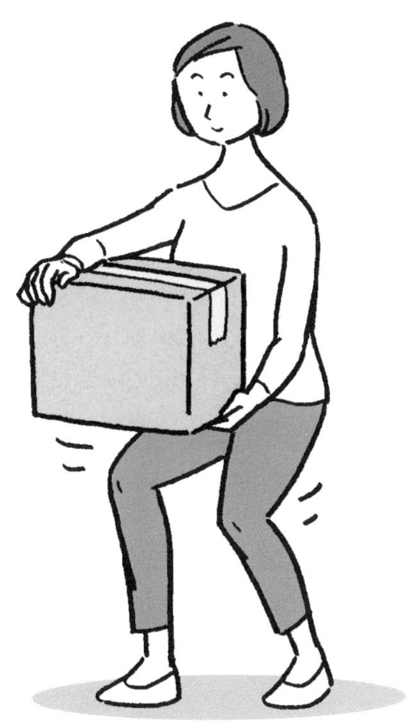

搬運紙箱等重物或行李時，重點在於要用雙手拿起立體物的對角線。盡可能將紙箱或重物緊貼上半身。

\ 身體動作 /

效率提升的方法

053

搬著沉重紙箱行走的方法

搬著沉重紙箱行走的時候，避免將它們抱在身體正前方。抱在正前方很容易使身體前傾，對背部和腰部造成負擔，也會限制骨盆和髖關節的活動，使走路姿勢變得很奇怪。

用上一頁介紹的方法將紙箱從地上搬起來的時候，慣用右手的人應該會將紙箱靠在骨盆右側凸出的地方。走路的時候也會維持在這個位置，靠骨盆突出的地方和左手支撐紙箱的單側，再用右手支撐另外一側（手肘靠在肋骨上）。搬運的時候如果也能像這樣讓雙手位置成對角線，就會比較穩定。

如果紙箱沒那麼重，也可以靠在骨盆上，用單手扶著就好。

如果要一次搬兩個紙箱，請記住這個小祕訣：「重的紙箱放上面，輕的紙箱

放下面」，會比相反的堆疊方式更好搬。因為這樣身體的重心會更靠近紙箱的重心。站立時身體的重心在肚臍附近，如果把重的紙箱放在下面的話，紙箱的重心就會過低；把重的紙箱放在上面時，身體的重心和兩個紙箱的重心就會變近，搬起來比較輕鬆。學到這個方法之後，相信一定會在搬家等需要有效率搬運重物時派上用場。

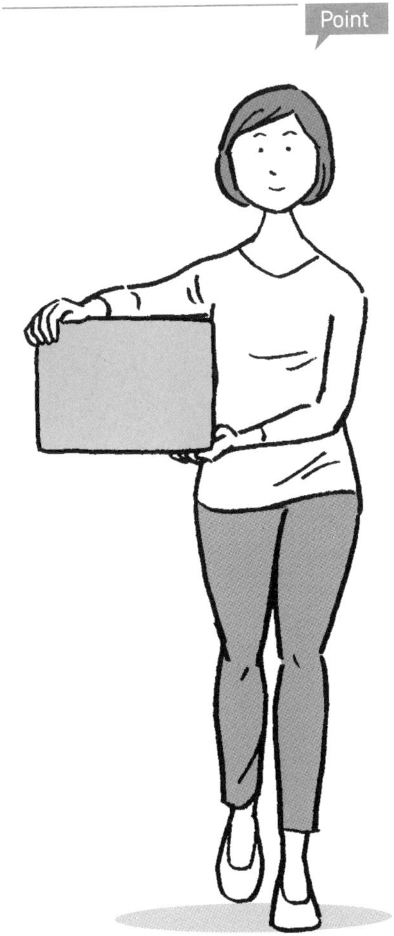

Point

搬著紙箱走路時，不要將紙箱放在身體的正前方。可以運用骨盆凸出來的地方，雙手放在對角線的位置，搬起來就會比較輕鬆。

054

單獨一人搬運大型家具的方法

搬家的時候如果沒有找搬家公司、想要自己搬洗衣機或冰箱的話，有個方法一定要學會。

單獨一人搬洗衣機的時候，可以採用將紙箱從地上搬起來的相同要領，先將洗衣機稍微放斜，單手扶著底部，用整個身體抱著、將洗衣機舉起來。只要將底部靠在骨盆凸出來的地方，就會因為接近身體的重心而非常穩定。不過請各位一定要記得戴橡皮手套。這個姿勢雖然容易搬運，但對於不習慣搬運重物的人而言比較容易受傷，要特別注意。

如果是兩個人一起搬的話，搬運洗衣機或是冰箱這類大型家具也都沒有問題。以冰箱為例，放橫著搬的話，不但前方和後方的重量不一，也會有故障的疑處，所以要維持直立的狀態搬運。搬的時候兩個人分別站在冰箱的對角線位置，讓冰箱貼合身體，慢慢地往上抬起。

如果是一般大型家具，就沒有橫放可能會故障的問題。這個時候也是同樣**站在對角線位置，並隨時留意與身體貼合。**

這種搬運大型家具時「在對角線上與身體貼合」的方法，最早來自於生產大型家具的師傅。師傅們完成家具後，就是用這個方法搬運。隨後這個方法便流傳到了日本各地的搬家業者。有機會搬運大型物品時，不妨試試看。

Point

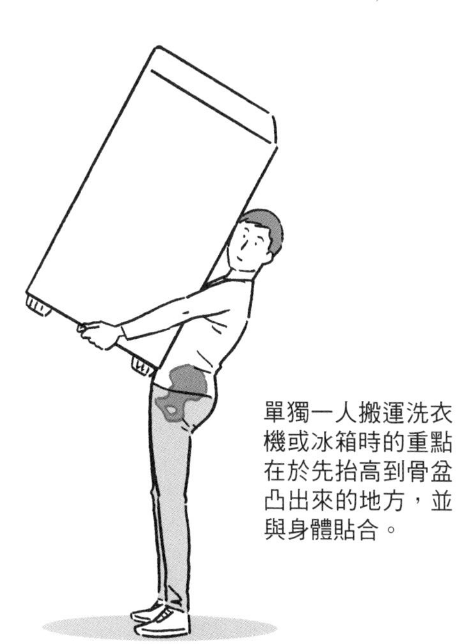

單獨一人搬運洗衣機或冰箱時的重點在於先抬高到骨盆凸出來的地方，並與身體貼合。

055

輕鬆改變家具擺設位置的方法

想要改變家具擺設的位置時，很多人都只靠雙手的力氣，伴隨著「嘿咻！」一聲順勢出力，實在非常辛苦。就算是一個人也搬得動的東西，如果不要只靠手臂力氣，就能大幅度減輕身體的負擔。

例如想要稍微挪動餐桌位置時，如果用雙手抓著桌面往上抬，身體就會馬上向前傾，就算其實沒那麼重，也可能突然閃到腰。

這時候請先把餐桌往側邊倒，**讓桌子貼合身體的狀態往上抬**，並維持這樣的狀態搬到其他位置，這樣就會比較省力。椅子等較小的家具也是一樣，貼著身體搬，手比較不容易累。

至於床或櫥櫃等更大型的家具，一個人搬真的太辛苦了，但只要善用「生活智慧」就能解決問題。

準備四個工作手套，墊在家具的四個角落。接著只要輕輕一推，就能夠輕鬆移動又不傷地板。

推的時候一樣身體貼著家具，記得使用全身的力氣。

Point

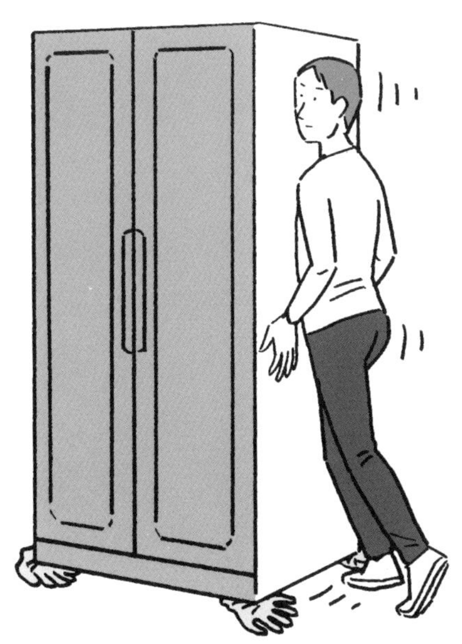

搬動大型家具的時候，只要準備四個工作手套，墊在家具的四個角落，用推的方式移動，就算是一個人也能輕鬆辦到。

COLUMN 5

最好不要給嬰兒穿襪子

剛出生的新生兒都是○型腿，開始學走路的一年之後，雙腳才會慢慢變成「直腿」。之後有些人會變成「×型腿」，有些人又再變回「直腿」，進入小學階段時又會再分為「直腿」、「○型腿」、「×型腿」。○型腿容易給腳踝造成負擔、×型腿容易膝蓋痛，所以成長期之後最理想的狀態就是維持「直腿」。

建議嬰兒期到兒童期這段時期的小孩在家裡不要穿襪子，讓孩子在家赤腳走路。因為赤腳走路時腳尖會施力，能讓小孩學會用整個腳掌抓地的方式走路。這樣可以保持雙腳之間的平衡感，讓孩子進入成長期後也能維持「直腿」。雙腿獲得過多保護的話很容易退化，因此應該盡量多讓孩子赤腳走在碎石子路面或泥土地。

PART

6

育兒、看護

056

懷孕期間避免腰痛的方法

懷孕之後，肚子越來越大，身體的平衡就會慢慢產生改變，使孕婦很容易累積疲累。尤其是走路的時候，因為肚子變大，為了取得全身的平衡，很多孕婦都會挺著腰。

挺腰走路時會用腳跟著地，所以很容易引發雙腿浮腫或腰痛等問題。

想要改善孕期中的腰痛問題，方法其實很簡單，絕對出乎意料。答案就是，請各位檢查一下胸罩是否穿得太低。

穿著肩帶過鬆、往下滑的胸罩，很容易駝背，進而造成挺腰或腰痛等問題。

許多非孕期女性的腰痛也是出自同一個原因。

特別是懷孕中到產後的這段期間，因為胸圍變大了，許多人會把肩帶調鬆一點，因此走路時的挺腰問題變得更嚴重，這樣的例子很常見。

因為胸罩不適合而引發腰痛的女性，按壓乳房懸韌帶（位於胸部與腋下之間約三根指頭寬的位置）時會感覺劇烈疼痛。因為這條韌帶的彈性變差，無法提供支撐功能，便會以腰痛的方式表現出來。

只要將胸罩肩帶調整至適當的長度，即使懷孕中走路也不會腰痛。請大家務必一試。

◆非孕婦也可以使用托腹帶預防腰痛

根據日本的習俗，孕婦會在懷孕第五個月的戌之日※到神社參拜，纏上「岩田帶（傳統日式托腹帶）」祈求順產。「戌」表示狗，因為狗非常多產，因此才有這樣的習俗，但其實會這麼做也是有根據的。

1 站立
2 坐、起身
3 走路
4 家事
5 搬運
PART 6 育兒、看護
7 開車、騎自行車
8 睡眠
9 飲食
10 伸展運動
11 心理層面

將托腹帶像日本傳統中用木棉布纏腹一樣，一直從腹部纏到胸部以下，可以預防駝背，因此可以減輕對腹部的負擔。

日本傳統祭典中，許多女性抬神轎的時候也都會纏上木棉布，這不只是為了好看，而是因為神轎很重，以前的人為了預防扛神轎引起腰痛，才留下了這個老祖先的智慧。因此托腹帶也具有預防腰痛的效果。

將胸罩的肩帶調緊一點，再纏上托腹帶、並運用PART 3介紹過的「不會累的走路方式」，隨時讓耳朵、肩膀、骨盆維持在一直線上，以整個腳掌著地。這種「不會累的走路方式」，可說是不會對孕婦造成負擔的走路方式。

肚子變大之後，從椅子上站起來也變得非常辛苦。一般來說，起身的時候頭部維持不動、垂直站起來的姿勢對身體的負擔最少。但因為孕婦的肚子比較大，只靠腿部及腰部的力量、垂直站起來會比較辛苦。

建議孕婦先將頭稍微向前，將身體的重心轉移到前方之後，再順勢抬起臀部站起來。這樣就算沒有用到腿部及腰部的肌肉，也能輕鬆站起來。

要特別注意的是，頭向前傾過多有可能會傷到腰，記得向前的幅度不要太大，跟點頭示意差不多即可。

※**戌之日：**十二時辰中「戌」時為晚上七時至九時，在日本相傳是犬出門守門的時間，象徵吉祥的時刻。每十二天一個循環，故每個月都有兩至三次戌之日。

Point

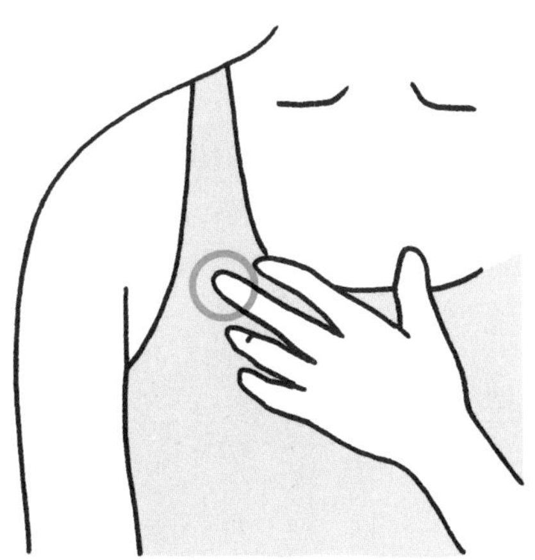

位於胸部與腋下之間約三根指頭寬位置的「乳房懸韌帶」如果缺乏彈性的話，支撐力會變差而造成腰痛。記得將胸罩的肩帶調整到適合的鬆緊程度。

057

這樣抱小孩不會累

經常有爸爸媽媽向我詢問長時間抱嬰兒的正確姿勢。嬰兒不會自己施力，抱著嬰兒時必須承受嬰兒的所有體重，抱起來確實非常累人。有些嬰兒要大人抱著哄睡，父母因此累到不成人形。如果你有這樣的煩惱，不妨試試以下的方法。

【這樣抱小孩不會累】

- 採取不會累的站姿（耳朵、肩膀、骨盆在一直線上）。
- 將嬰兒的頭放在胸部到脖子之間（不要放在胸口正前方）。
- 夾緊腋下，用單手托著嬰兒的臀部，另一隻手托著背。

抱嬰兒的時候，如果自己駝背或挺腰的話，嬰兒就很難貼在我們的身體上，還會因此需要花更多力氣，使手臂痠痛，對嬰兒也會造成負擔。建議維持「不會累的站姿」抱嬰兒是最好的。

另外也要留意不要讓嬰兒的頭過低。抱得太低的話，重心就會往下，使負擔增加。讓嬰兒的頭靠在脖子到胸口之間是最穩定的。這時候不要忘記夾緊腋下。夾緊腋下可以讓嬰兒與我們的身體貼合，進而減輕手臂的肌肉疲勞。

Point

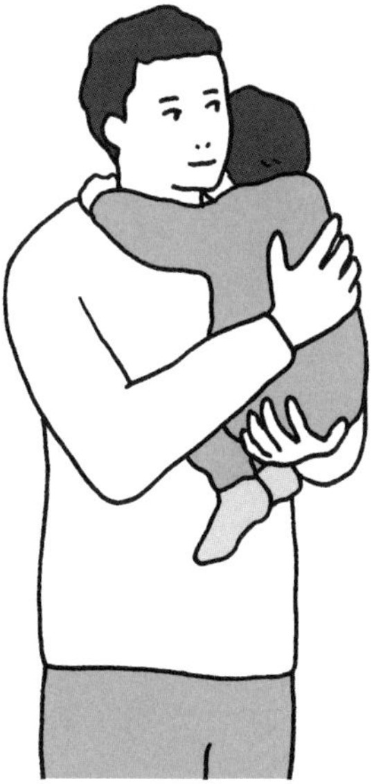

讓嬰兒的頭部維持在高一點的位置，可以使重心穩定並減少對肌肉的負擔。

058

這樣搬運嬰兒車安全又輕鬆

許多父母帶嬰兒外出時，搭電車或在車站裡上下樓梯時都常常得扛起嬰兒車。

如果只抓手把將整台嬰兒車往上提，就必須靠手臂的肌肉，是很重度勞力的動作。而且嬰兒車也會大幅晃動，嚇到坐在裡面的嬰兒。

扛嬰兒車的時候請採取戰鬥姿勢，抓住嬰兒車的骨架。只要搬的時候可以貼著身體，搭乘電車時就不會手忙腳亂。

上樓梯的時候也是一樣。但為了避免發生危險，必須特別留意不要讓嬰兒車擋住視線。建議不要身體面向前方直上，而是採取側身的方式，一邊確認樓梯的狀況一邊放慢速度。

但這個方法只適用於迫不得已的情況。孩子坐在嬰兒車裡的時候，如果有電梯等其他選擇，就算多繞一點路，也應該選擇比較安全的做法。如果孩子已經會走路了，最好的做法還是收起嬰兒車，牽著孩子一起走樓梯。

Point

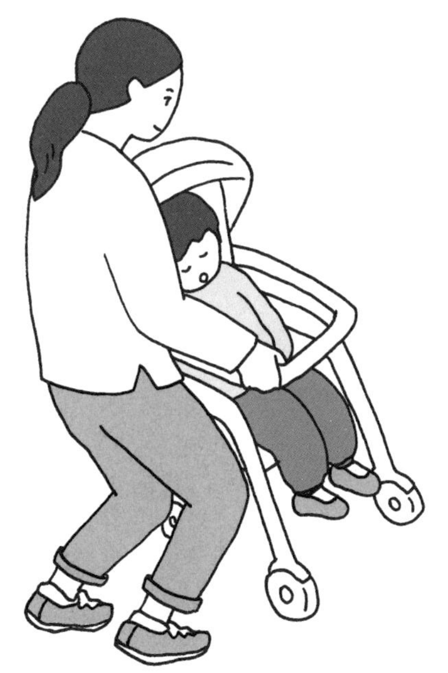

孩子坐在嬰兒車裡、要搬動嬰兒車的時候，請採取戰鬥姿勢，讓嬰兒車貼著身體，才不會費力。

\ 身體動作 /
效率提升的方法
059

讓患者從床上起身的方法

有些人在家中自行照顧長輩或患者，經常需要讓患者從床上起身，或將患者抱起。我不是看護專家，不過可以從動作分析的角度提供一些建議，讓各位了解怎麼樣的動作可以減少看護者的體力負擔。

要讓患者從床上正面起身的時候，只要以下幾個步驟，就可以輕鬆達成。

【幫助患者從床上正面起身的方法（以看護者站在患者左肩位置為例）】

①將右手繞到患者的身體下方，扶著患者的右肩胛骨。
②將患者的右手帶到骨盆左側。
③進行②同時用右手將患者的上半身扶起。

這個方法的好處在於**可以幾乎不靠肌肉的力量將患者從床上扶起**。如果看護者站在患者右肩位置的話，則以相反方向進行。

Point

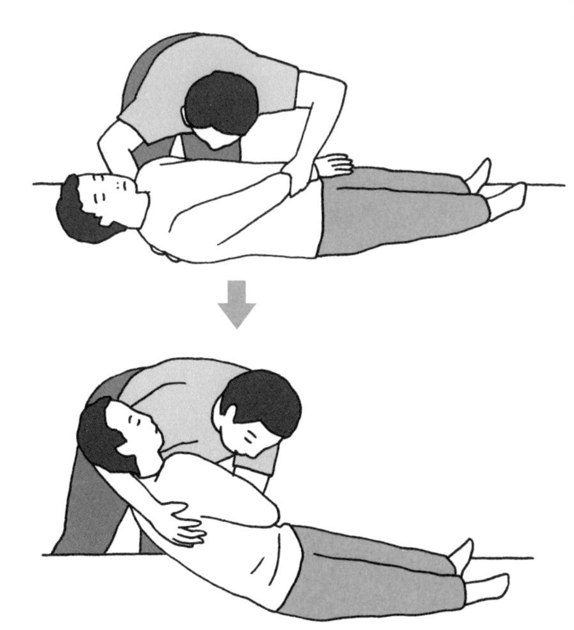

要讓患者從床上起身的時候，請看護者先將手繞到患者的身體下方，接著藉由帶動患者手部位置，就可以毫不費力將患者扶起。

060

讓患者坐在床緣的方法

患者從床上起身、坐進輪椅之前，必須先坐在床緣等候。如果讓患者從正面起身、坐到床緣的話，需要兩個動作才能完成，對於看護者和患者來說，都是很大的負擔。以下介紹的方法，**只要用一個動作就能讓患者直接坐到床緣**。

【幫助患者坐在床緣的方法（以看護者站在患者右肩位置為例）】

①患者仰躺著，雙膝彎曲。

②將左手繞到患者的脖子下方，扶著患者的左肩胛骨。

③右手扶著患者的左小腿。

④將患者的左小腿往床緣帶（同時用左手將患者的上半身扶起）。

這個動作會同時移動患者全身，看護者和患者幾乎都不需要用到肌力。但必須有賴患者的配合才能順利完成，可能需要多練習幾次。

Point

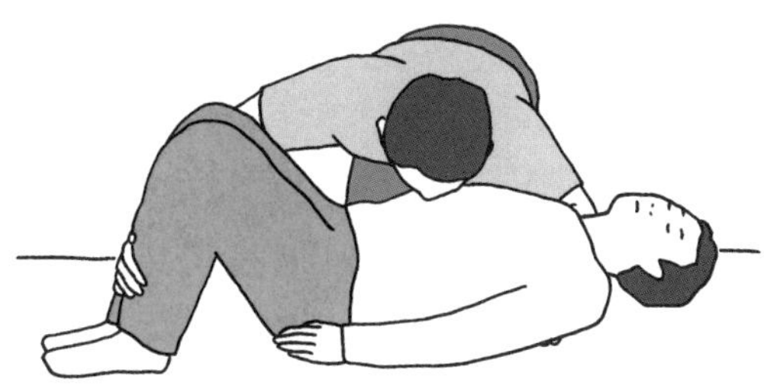

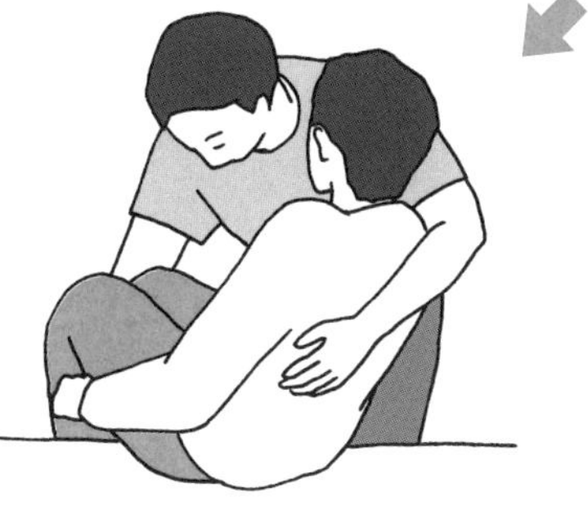

讓患者從床上坐起來、再坐到床緣的時候，要先讓患者起身，接著再將小腿帶到床外。這一連串動作的重點在於雙方配合的默契。

＼身體動作／

效率提升的方法

061

將患者從床上抱起來的方法

讓患者從床上起身、移動到某處的時候，如果動作不對，對看護者的腰部會造成很大的負擔，很可能因此閃到腰。

大部分的人都會將一隻手放在患者的背部，另一隻手放在患者的膝蓋後側，只靠手臂的力氣將患者抱起。這麼做的時候左手和右手是同一個方向，又只靠手的力氣，所以是非常重度的勞動。推薦各位改用以下的方法。

【將病患從床上抱起的方法（以看護者站在患者右肩位置為例）】

①將左手放在患者的身體下方，扶著左肩胛骨的位置。

②請患者抱住看護者。

③右手圈住患者的膝蓋後側（從患者的左側，環繞大腿圈住）。

④維持這個姿勢站起來。

Point

這個方法的重點在於將右手從患者的正面繞到膝蓋後側。這時看護者是用雙手環抱住患者，因此可以降低對手臂肌肉的傷害。

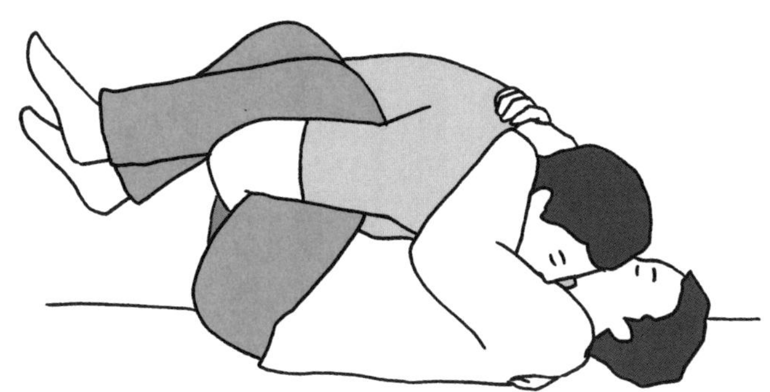

將病患從床上抱起的時候，如果只靠手臂的力氣很容易閃到腰。只要按照圖示的方法進行，就不會對看護者的腰部造成負擔了。

062

協助患者行走的方法

在家照顧患者的時候，很多人在協助患者行走上花費不少心力。因為大家滿腦子想著「不能讓他跌倒」，所以緊緊抓住患者的手。其實這樣非常不好。因為行走時會使用到骨盆、雙腳、手臂等部位，是一種全身性的運動，行走過程中會不斷轉移重心。如果一直抓著患者的手，會妨礙他的重心轉移，反而容易跌倒。

【適當地協助患者步行】

- 基本上站在患者的斜後方（患者慣用右手的話則站在其左側，慣用左手的話則站在其右側。患者單側麻痺的話則站在麻痺那邊，患者使用枴杖的話則站在拐杖的另一側）。

・不要觸碰患者的身體（只要站在旁邊，隨時注意不要讓患者失去平衡即可）。

這樣就是基本的輔助行走了。**如果要同時牽著患者的手，以走在患者左側為例，請用左手從下方扶著患者的左手，作為他的支撐點，右手再扶著患者的腰，協助使他不致失去平衡（走在患者右側時則左右相反）**。此外，看護者也要配合患者走路的速度，以免妨礙患者轉換重心移動。

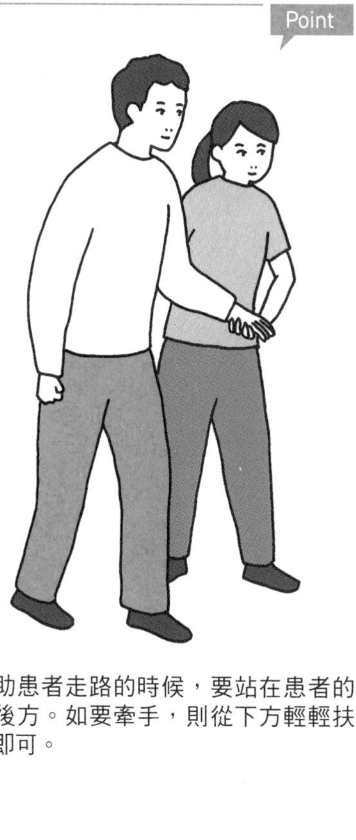

Point

協助患者走路的時候，要站在患者的側後方。如要牽手，則從下方輕輕扶著即可。

\ 身體動作 /

效率提升的方法

063

協助患者輕鬆坐上輪椅的方法

照顧患者的時候，經常需要讓患者從床上坐到輪椅上。我不是看護專家，不過還是可以從動作分析的角度給各位一些建議，幫助大家更順暢地協助患者移動。

首先讓患者坐到床緣，使其「屈膝且臀部位置高於膝蓋」、「雙腳打開與骨盆同寬，整個腳掌貼地」。如果實際上有困難，就調整看護床的高度。將輪椅推到床緣，與患者的膝蓋之間隔一個拳頭的寬度。

看護者扶著患者靠近輪椅這邊的肩膀與另一側的骨盆，上半身靠著患者。這時看護者的腳要與患者靠近輪椅這側的腳在同一直線上，膝蓋盡量靠近患者的另一腳膝蓋。

看護者把重心放低，腰部往下壓，配合患者的重心。以這個姿勢將患者向前帶，讓患者的屁股離開床面。

就這樣維持雙方上身貼合的狀態，帶著患者同時轉向輪椅，讓患者坐進輪椅裡。

Point

移動患者的重點在於「身體貼合」和「兩人重心高度一致」。能做到這兩點，對看護者和患者來說，都能減輕彼此的身體負擔。

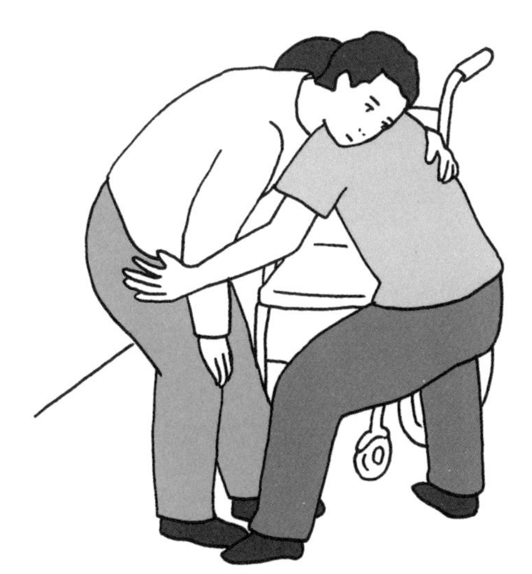

要將患者從床上移動到輪椅的時候，先讓患者坐在床緣，自己壓低重心、抱著患者轉向輪椅。

064

快速搬運傷患的方法（病人有意識）

運動或外出遊玩時，遇到有人受傷的話要怎麼處理呢？當然大家都會叫救護車，但如果不巧當地的訊號不佳，就必須獨自搬動傷患了。

如果傷患還有意識的話，用背的就沒有問題。只要傷患還有一點意識，就會自己抓著我們，所以可以背著離開現場。或是也可以用第一九四頁介紹的方法，將傷患抱起，並留意不要移動受傷那一側的腳。

美國海軍三棲特戰隊海豹部隊採用一種非常特殊的方法來搬運尚有意識的傷患。這個方法就是**讓傷患仰躺在地上，救助者站在傷患的胸口上方，讓傷患抓住救助者的皮帶，拖著往前走。**我心想，這個方法真的可行嗎？但海豹部隊實際上似乎就是採用這個方法搬運傷患。

於是我找人到足球場實際試了一次。發現救助者只要一直往前走就可以了，雖然需要花一些力氣，但對身體的負擔沒有想像中那麼大。

但這個方法只適用於草地等平坦地面，如果在碎石子路上這麼做的話可能會使患者傷得更嚴重。真的遇到狀況的時候，還是用背的比較妥當。

Point

美國海軍三棲特戰隊海豹部隊實際採用的搬運傷患方法，對搬運者身體的負擔比較小。

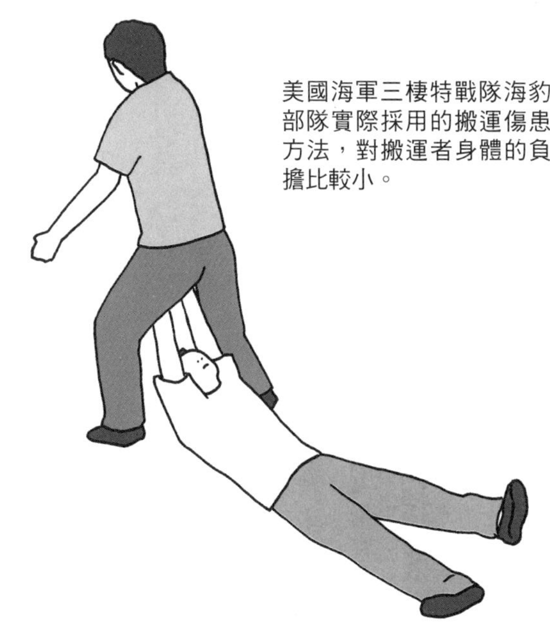

065

快速搬運傷患的方法（病人無意識）

一般人幾乎沒有搬運無意識病患的機會。不過日本是個天災很多的國家，誰也不知道什麼時候會發生類似的緊急狀況，學會之後或許哪天能派上用場也說不定。

戰爭電影或動作片中常常可以看見劇中人物將同伴背在肩上救出的畫面。這種肩背的方式稱為「消防員式搬運法（Fireman's Carry）」，廣泛運用於消防隊及自衛隊之中。

【消防員式搬運法】

①將趴臥在地上的傷患扶起，使其身體立起。

②頭部穿過傷患的腋下。

③用肩膀將傷患扛起，單手扣住傷患的一隻腳和一隻手。

消防員式搬運法適用於「搬運意識不清的傷患」，且「可空出單手自由活動」，因此搬運傷患更有效率、更輕鬆。但如果傷患的體型較大，就沒辦法只靠肩膀背起來。此外，若傷患內臟破裂或腦震盪，隨意移動的話可能會使病況更為惡化。如果實際上沒辦法執行或無法判斷，建議留在原地等待救援。

Point

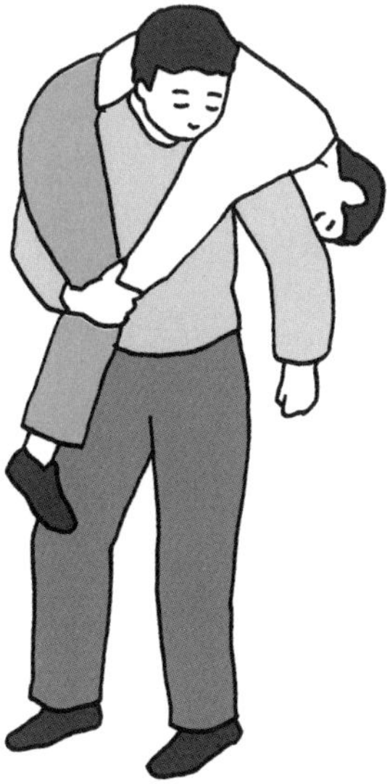

搬運失去意識的傷患時，使用「消防員式搬運法」更有效率、更輕鬆。

COLUMN 6

適合運動的鞋帶綁法

建議各位從事運動時，要留意鞋帶的綁法和平常鞋款不同。尤其是網球或足球這類需要左右移動的運動，更要特別注意。平常的綁鞋帶方式沒辦法確實固定腳踝，因此很容易受傷。從事運動時不妨試試以下這種綁法。

· 鞋帶穿過第二和第一個孔洞，形成圈狀如圖示。
· 將右邊的鞋帶穿進左圈，左邊的鞋帶穿進右圈。
· 像平常一樣打結。

這樣綁鞋帶可以將腳踝固定得很穩，鞋子也就不容易鬆動，因此從事激烈運動時也不容易掉。

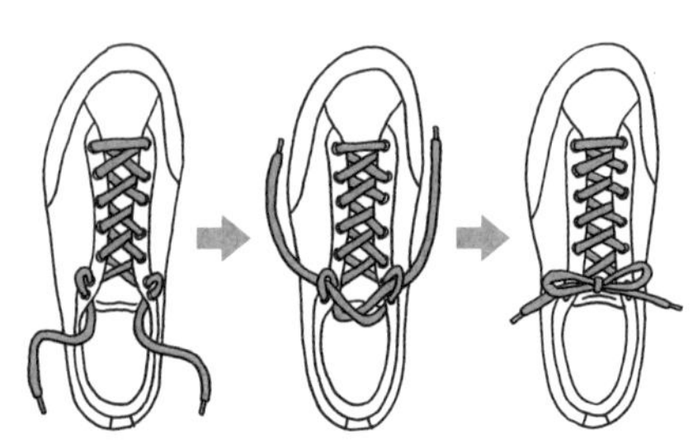

PART

7

開車、騎自行車

\ 身體動作 /

效率提升的方法

066

更加輕鬆！騎自行車不會累的方法

有些人將自行車視為交通工具，也有些人為了興趣而騎車，但應該很多人都有過騎到鐵腿、騎沒多久雙腿就累得要命的經驗吧。

騎不久不是因為體力不好，很有可能是騎車的方法不對。

騎自行車的時候有以下幾個重點要注意，請大家對照自己平常騎車的方式檢查一下。

【這樣騎自行車容易累】

①用恥骨（鼠蹊、骨盆前側）坐在坐墊前方。

②坐墊的高度太低（騎上去之後雙腳可以著地）。

③騎的時候挺著腰。

④將所有體重施加在坐墊上、手腕反折。

【這樣騎自行車不容易累】

①用左右兩側的坐骨坐在坐墊後方。

②坐墊的高度較高（騎上去之後雙腳無法著地，自行車往側邊倒才踏得到地）。

③騎的時候彎著腰。

④握著握把的時候將手腕打直、不彎折。

只要遵守這四個原則，踩起來就會非常輕，絕對出乎你的想像。

◆隨時提醒自己用坐骨坐在坐墊後方

坐在坐墊上的時候，如果用恥骨坐在坐墊前方，身體就會變成前傾姿勢，體重都施加在坐墊上，導致手腕向手背反折才能支撐體重。身體為了取得平衡，便會將腰部往前推。手腕一反折，手臂到肩膀一帶的肌肉就會緊繃，上半身很快就累了。

而如果坐墊太低，騎乘時就會彎著膝蓋，膝蓋沒有打直的話，腳踝會呈現銳角，因而造成小腿緊繃，下半身也很快就累了。

另一方面，**用坐骨坐在坐墊後方的話，只要彎腰並將骨盆立起來，就不需要將體重施加在坐墊上也能取得平衡**。也因為握著握把的時候手腕不需要反折，所以上半身就不容易累。將坐墊調高，騎乘時便能打直膝蓋，腳踝不容易變成銳角，對小腿的傷害也會減少。

自行車都是後輪驅動（踩踏板時帶動後輪前進），前輪是靠著後輪帶動才會跟著轉動。**因此讓體重落在後方，車輪的轉動會更順暢**。

騎沒多久就累的人，大多都是將重心放在前方。我了解大家為什麼這樣騎，但重心越往前，就越不容易將動力傳導到後輪。這裡所介紹的「騎自行車不會累的方法」是根據自行車後輪驅動的原理而來。各位有機會一定要試試，絕對讓你驚訝連連。

Point

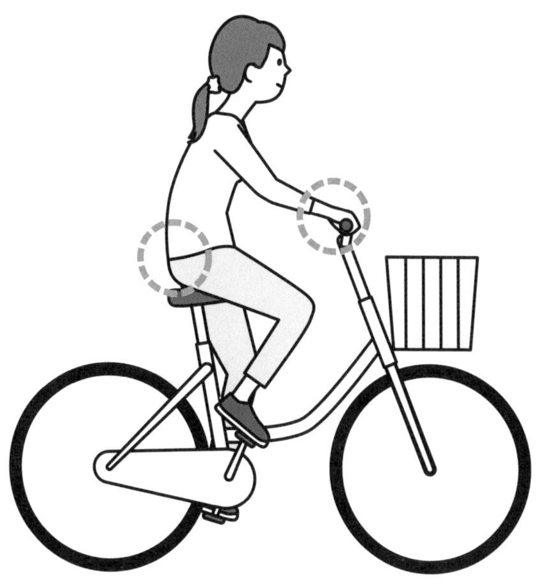

「用坐骨坐在坐墊上」、「彎腰」、「手臂打直」。只要做到這三點，騎自行車就會輕鬆得不得了。坐墊也要調整到雙腳無法同時著地的高度。

\ 身體動作 /

效率提升的方法

067

騎自行車上班不再氣喘吁吁！運動型自行車這樣騎

像公路車等運動型自行車大多會設計成讓身體自然前傾的結構。平把款式通常都是靠坐墊、腳踏板、握把這三點來取得平衡。

所以很多人騎公路車時會把體重全部壓在握把上、手腕太過彎曲。這樣騎的話，別說是三點支撐了，由於對手腕這一點的支撐負擔太大，馬上就會覺得累，根本無法騎遠。

騎公路車的時候一樣要注意握著握把的時候將手腕打直。輕輕扶著握把即可，提醒自己以腹肌支撐上半身。

此外，騎乘任何種類的自行車時，都要注意**用腳尖踩腳踏板，而不是用腳踝踩**。用腳踝踩的話不但容易累積疲勞，也不易帶動輪胎轉動。同時也要注意踩腳踏板的方向（腳尖的方向）是否指向前方。**如果腳尖朝內或朝外，力道便不容易傳導出去，還會使膝關節承受更多負擔而感覺疼痛。**

聽說最近許多人選擇運動型自行車通勤。希望各位讀者學會正確騎乘自行車的方法，才不會人還沒到公司就氣喘吁吁。

Point

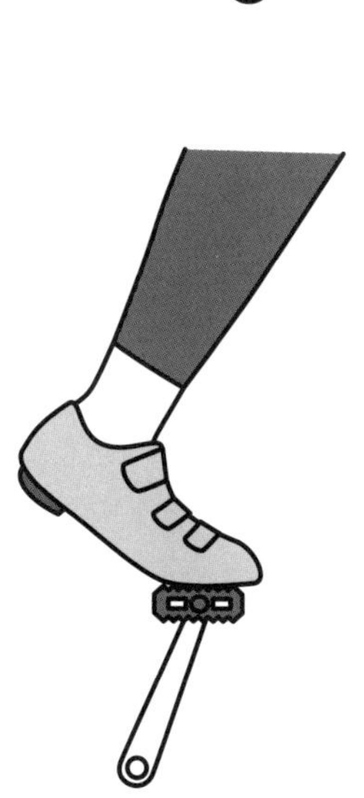

騎乘運動型自行車的時候，記得要用腳尖踩腳踏板。騎車時很難避免身體向前傾，只要注意手腕盡可能打直即可。

\ 身體動作 /

效率提升的方法

068

小徑車這樣騎不會累

最近有越來越多人愛騎小徑車。一般來說，輪徑在八至二十吋的小型自行車，都稱為小徑車。

車輪越小，越可以用較少的力量前進，也因為握把操作靈活，所以騎起來非常輕快。特別是起步時的踏板踩起來很輕，所以非常適合走走停停的都會區。

相較於淑女車或公路車等輪徑較大的自行車，小徑車的優點在於上坡輕鬆。雖然每踩一次可以前進的距離較短，但因為花費的力氣較小，所以也適合較多上坡的時候使用。

但小徑車並不適合長距離騎乘。因為車輪較小，所以踩的圈數比其他類型的自行車還多。

提醒各位騎乘小徑車時也要記得將坐墊調高一點。

調高坐墊後上身會向前傾，這時不要刻意反折上身向後仰，而是要記得將腰部向前彎。

此外，因為小徑車的體積較小，因此容易接收來自地面的撞擊和震動，如果上身向後仰的話，很快就會腰酸背痛，要特別注意。

Point

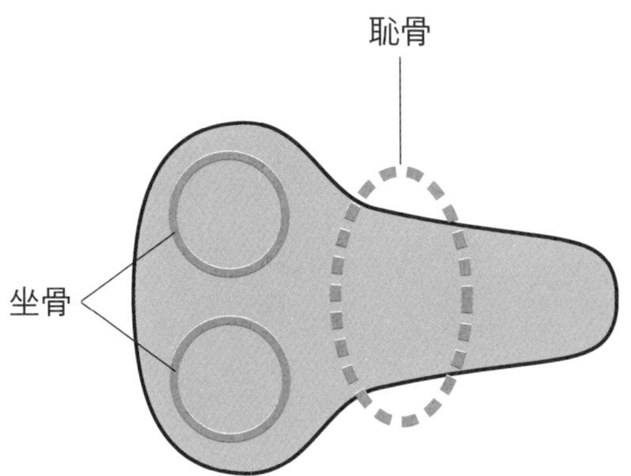

坐在坐墊上的時候，要以坐骨支撐體重，不要讓恥骨貼在坐墊上。盡可能不要將體重壓在恥骨上。

069

這樣騎自行車上坡不會累

騎自行車的時候，最痛苦的就是遇到上坡了。如果像在平地那樣騎根本沒辦法前進，所以大多數人都要靠大腿施更多力，或乾脆整個人站起來「抽車」。

再提醒各位一次，自行車是靠「後輪驅動」前進的。所以上坡的時候也要記得讓重心維持在後側，才能順利往上騎。

這時記得用坐骨坐在坐墊上，身體打直，往下踩的時候配合腳的動作左右擺動車體。這樣便可以在不對肌肉造成負擔的狀況下將力道傳達到車上，上坡時也會比較輕鬆。

仔細觀察自行車的車輪，會發現輪胎接觸地面的正中央部分和兩側的結構不大一樣。輪胎側面有著各種鋸齒狀的造型，這種不同結構正是為了上坡時使用輪胎側面接觸地面所設計。

此外，連接坐墊的座管並非垂直地面，而是微微往後倒。所以當坐墊越高，就離後輪越近，也就更容易帶動後輪驅動。

下次騎車遇到上坡時，不妨盡可能將坐墊調高，重心保持在後方，騎乘時左右擺動。將會感受到前所未有的順暢感受。

Point

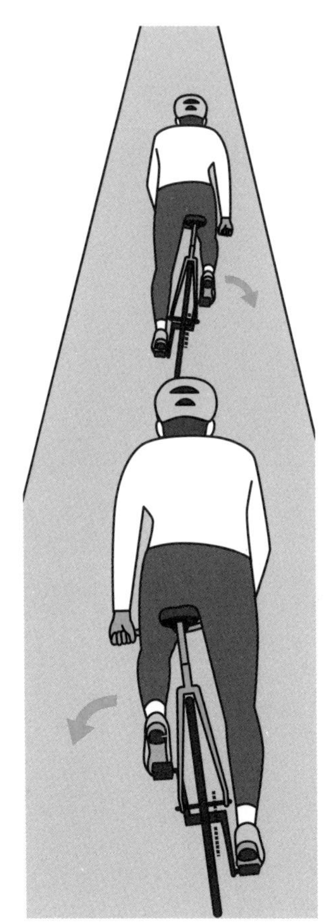

上坡的時候跟平地一樣將重心放在後方，騎的時候左右擺動車體。並留意不要將體重都壓在握把上。

\ 身體動作 /

效率提升的方法

070

騎飛輪預防肩頸和腰部疼痛

在健身房騎飛輪的時候也是一樣，只要採用「騎自行車不會累的方法」，便能減少肌肉疲勞並提高心肺功能。

此外，飛輪也具有預防肩膀疼痛和腰痛的效果。

想騎飛輪預防肩膀疼痛的話，請進行以下的動作一分鐘。

「手肘彎曲九十度，夾緊腋下。」

「拱背」

「身體向前傾，上半身固定不動，使勁全力踩。」

只要一分鐘，馬上就會感覺肩膀變輕鬆了，雙手垂直往上提的時候也輕鬆不少。

想要預防腰痛的話，請進行以下的動作三分鐘。

「坐下後膝蓋向外側打開。」

「騎的時候大幅擺動腰部，左右擺動時骨盆超出坐墊。」

「踩到底之前就將骨盆往上抬。」

「用骨盆帶動腿部往下踩。」

只要三分鐘，就能增加腰部肌肉的柔軟性，讓身體不再感覺笨重、浮腫。

Point

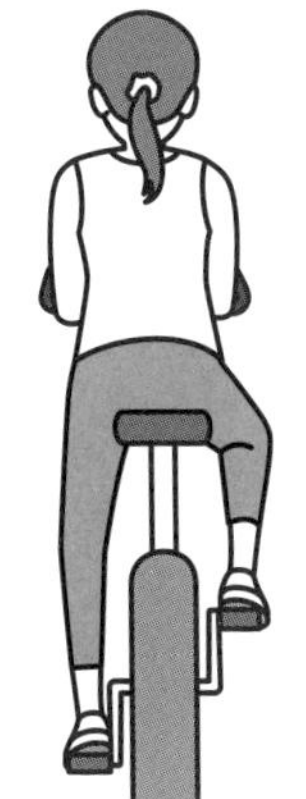

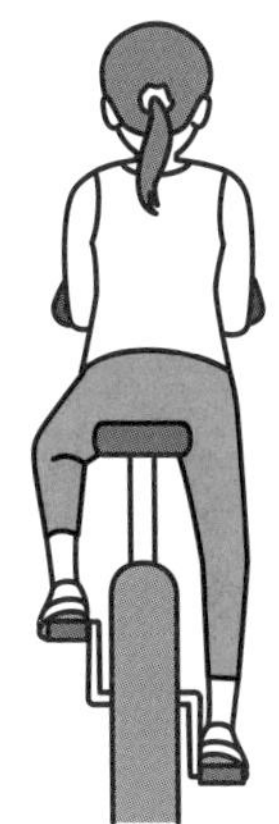

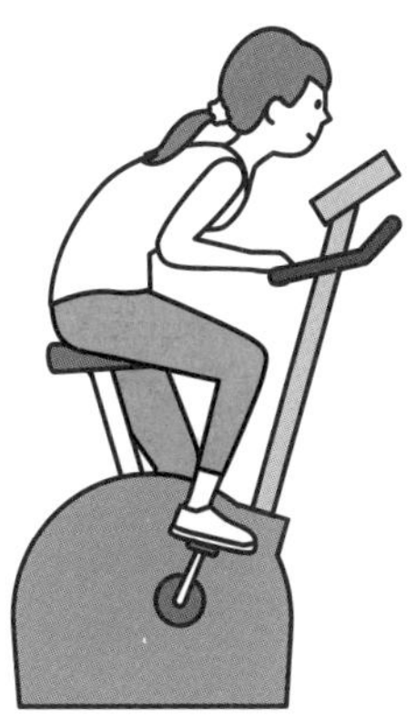

右：改善肩膀疼痛的姿勢。夾緊腋下、將重心靠在手臂上，使盡全力騎一分鐘。中與左：改善腰痛的姿勢。雙腳向外打開，用骨盆帶動身體的動作騎三分鐘。

071

調整座椅預防駕駛疲勞

開車的時候，要怎麼預防疲累呢？答案就是和開「貨卡車」一樣的姿勢。

一般貨卡車的座位都不能向後倒，所以座椅隨時保持直立的狀態，可以在開車時維持背桿挺直。

開車的時候同樣要維持「不會累的坐姿」，讓耳朵、肩膀、腰部在一直線上，保持軸心不晃動，便能減少重力帶來的傷害，肌肉較不容易疲勞。

此外，貨卡車的方向盤距離身體較近，開車時手肘會保持彎曲。其實這也是很重要的一點，握著方向盤時如果手臂伸得太直，就很容易會變成圓肩，使上半身疲累。

因此，**開車的時候記得盡量營造出和貨卡車相同的開車環境**。座椅不要往後倒，手肘稍微彎曲，握著方向盤的上半部。油門和煞車的位置必須要在不需將腳往前伸就可以踩到的位置。

調整駕駛座的時候，要調整到手腕可以輕鬆自由活動的位置。開車時不要一直握在方向盤的同一個位置上，適度活動可以預防肌肉疲勞。

Point

不要將座椅往後倒，讓手肘維持稍微彎曲的狀態，握住方向盤的上半部為佳。油門和煞車也要調整在膝蓋微彎時可以踩到的地方。

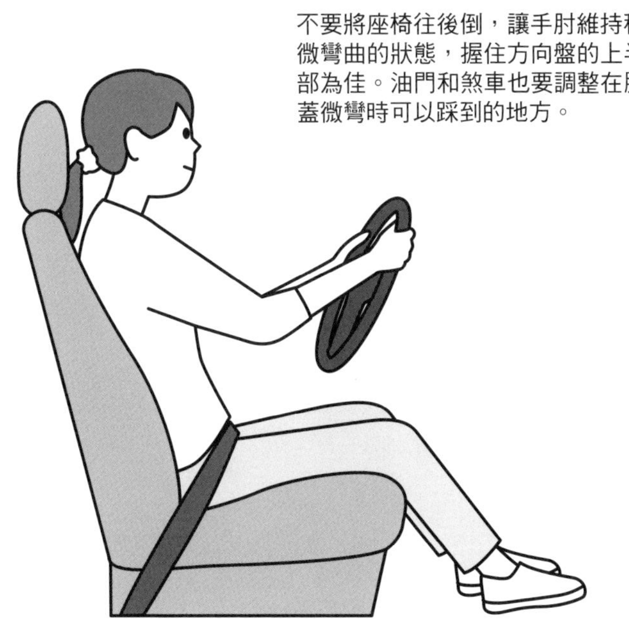

\ 身體動作 /

效率提升的方法

072

開長途也不怕！開車不會累的「四角姿勢」

在日本開車是右駕行駛。所以大家都是用右手握方向盤，用左手打檔、操作導航和音響等。

久了之後，有些人的左肩會在不知不覺中往下垂、肩線和腰線歪掉，因而感覺疲累。記得開車的時候一定要維持肩線和腰線平行的「四角姿勢」。

但有一點要特別注意的是，不管站著還是坐著，**如果一直維持同一個姿勢不變，不管姿勢再怎麼正確還是會肌肉疲勞。**

開車的時候也一樣，如果沒有偶爾挪動一下臀部或改變手握方向盤的位置，肌肉就會緊繃而使身體感覺疲累。**記得趁紅燈時動動肩膀和腰部，可以避免肌肉僵硬。**

此外，長時間開車的過程中，一定要定期休息，到車外走一走。同樣姿勢久坐之後會使腿部血液循環變差，嚴重的話甚至會引發「經濟艙症候群」。要記得身體「不動」就會累，「活動」能消除疲勞。

Point

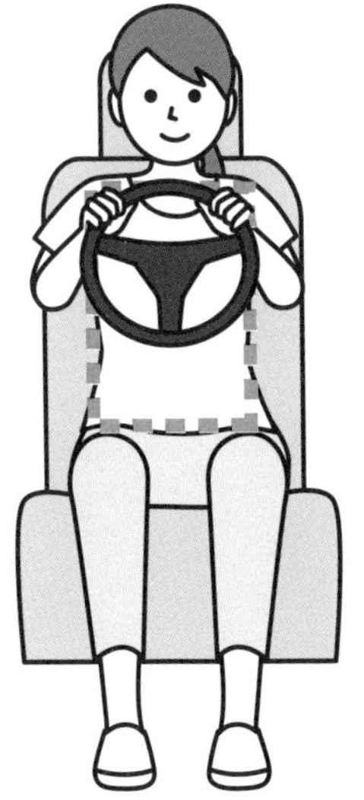

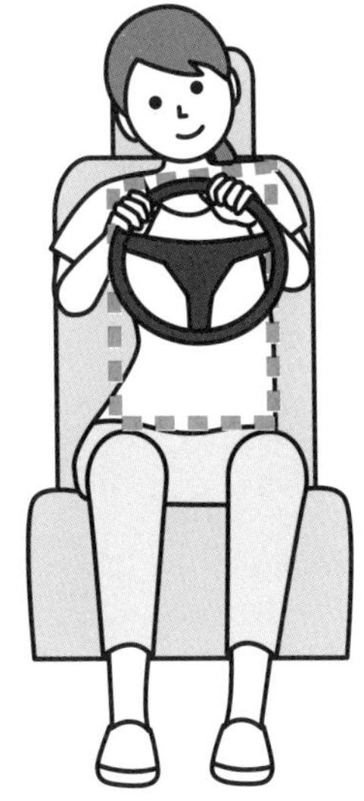

開車時要注意肩線及腰線維持平行。但長時間維持相同姿勢也是疲勞累積的原因，記得定期挪動一下手握方向盤的位置及臀部的位置。

\ 身體動作 /
效率提升的方法

073

這樣坐預防開車時打瞌睡

東京大學名譽教授金子成彥的研究小組曾經進行過一項預防開車打瞌睡的研究，研究結果指出「最能讓人類放鬆的坐姿，是靠背角度三十三度的姿勢」。汽車座椅放倒三十三度的話真的非常低，根本不可能開車。不過，開車時不小心打瞌睡，應該也和椅背後倒有點關聯。

根據金子成彥教授的研究結果，椅背放倒得越低，身體就越放鬆。身體放鬆之後，自然也就想睡覺了。

想要預防開車時打瞌睡，就要將椅背豎直，不要讓身體處於放鬆狀態。

之前介紹過「開車不會累的方法」無法讓身體放鬆，或許有些人覺得出乎意料。

但不放鬆其實是好事。開車時並不是用來讓人放鬆、睡覺的，而是絕對不可以睡著。怎麼樣才能兼顧開車，又盡量不給身體帶來負擔呢？就是前文中所介紹的方法了。

Point

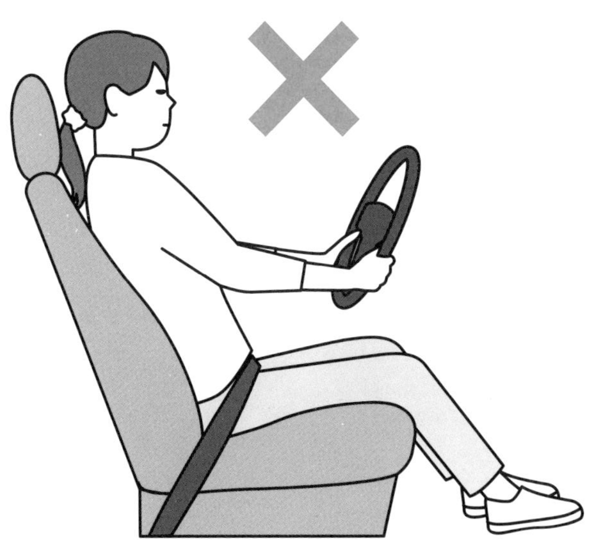

椅背倒得越低，人就會越想睡覺。感覺疲累的時候，請大家務必養成在開車前將椅背豎直的習慣。

除了第一部分的肉體疲勞之外，造成日常疲勞的原因還有大腦疲勞及精神疲勞。接下來為各位介紹消除這兩種疲勞的方法。

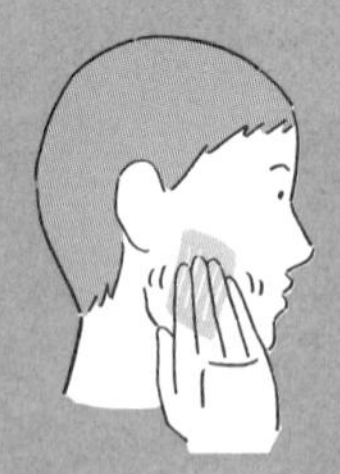

預防頭痛
的臉部伸展運動

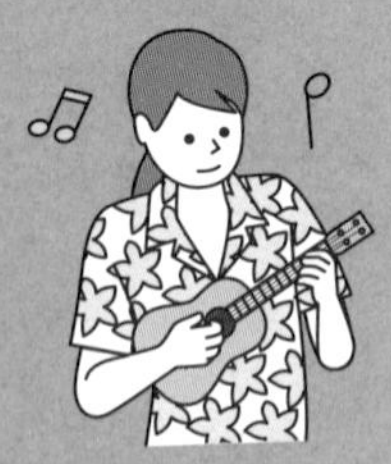

演奏樂器

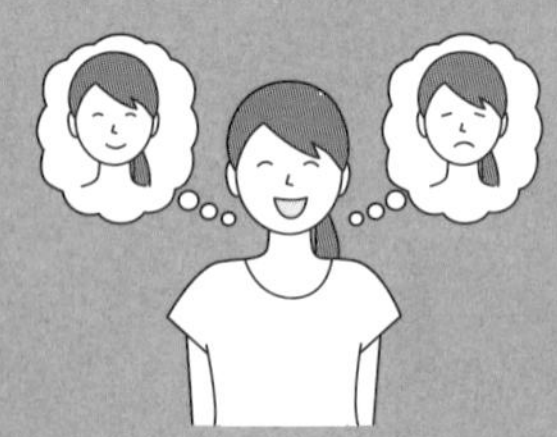

藉由假笑
消除內心的疲勞

第二部分

培養「不會累的生活習慣」，大幅消除疲勞！

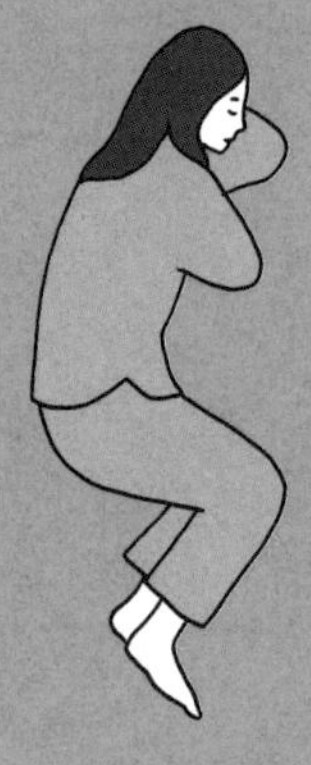

不會累的
睡姿

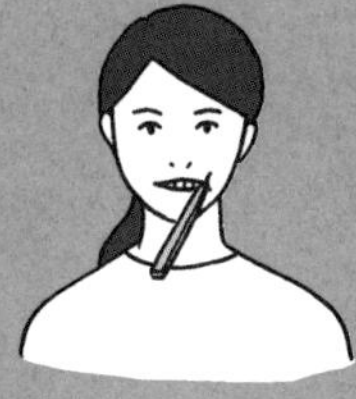

矯正咀嚼
壞習慣的方法

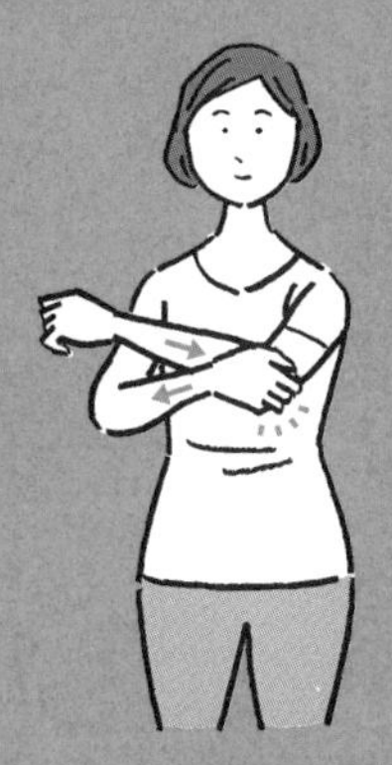

消除肩膀疼痛的
伸展運動

「不會累的生活習慣」的重點

◆優良的睡眠品質與飲食，打造不會累的身體

本書的第一部分中，為各位介紹在日常生活的各種場景，如何藉由正確的姿勢和動作打造「不會累的身體」。

只要隨時以這些姿勢和動作減輕重力的負擔，就能將肌肉疲勞降到最低，也更能感覺生活比之前更輕鬆。

但前言也曾提到人的疲勞由各種錯綜複雜的原因造成，除了「肉體疲勞」之外，還有「大腦疲勞」及「精神疲勞」等。

接下來的第二部分將**著眼於大腦疲勞和精神疲勞，為各位介紹多種消除綜合性疲勞的方法。**

這個部分將分為「睡眠」、「飲食」、「消除疲勞的伸展運動」和「心理層面的練習」。

「睡眠」可以幫助人類修復體內細胞、消除肉體疲勞、整理大腦的記憶，並保持身心健康和正常運作，是一段非常寶貴的時間。**優質的睡眠，可以讓掌控身心健康的自律神經系統維持平衡。**坊間有非常多不同的睡眠方法，本書將從我擅長的動作分析角度為各位提出一些建議，希望協助大家擁有高品質的睡眠。

另一項消除疲勞不可或缺的，就是每日的飲食。我經常建議一流運動員多攝取各種可以消除疲勞的食材，同時也要**注意不讓「咀嚼」這個動作成為造成疲勞的原因。**

另外還會介紹如何藉由伸展運動正確地消除疲勞、如何建立良好的心理狀態，健康愉快地度過每一天。內心強大的頂尖運動員都是如何調整自己的心情去面對激烈競爭的壓力呢？相信可以為各位提供很好的參考。

◆睡眠品質的重點在於「增加翻身的次數」

想要獲得優質的睡眠，必須將「熟睡」和「不會累的睡姿」分開來思考。

自律神經系統之中的副交感神經越活躍，我們就越能熟睡。許多研究指出男性和女性的副交感神經功能分別會在三十多歲及四十多歲開始下滑，隨著年齡增長，很多人會越來越無法熟睡，副交感神經功能下滑可能就是其中一個原因。想要提升副交感神經的作用，可以透過泡澡等睡前的各種習慣開始。

另外，即使夜間熟睡，起床後還是感覺疲累，這也是許多人的睡眠困擾。像是提不起勁、身體感覺沉重、身體疼痛等等不適，都代表大腦休息的時候，身體沒有獲得足夠的休息。

為什麼明明已經睡著，但身體卻沒有休息呢？這是**因為睡眠的環境或姿勢可能反而讓身體累積更多疲勞**。睡著的時候跟醒著的時候一樣，長時間維持相同的姿勢可能會造成血液循環不良，進而累積許多疲勞物質。也就是說，睡著的時候也要經常變換姿勢，才不會累。

因此需要**「增加翻身的次數」**。只要翻身的次數變多，就能減輕睡眠中的肌肉疲勞，早上起床後就不容易感覺倦怠或疲累。

本書PART 8中將針對「熟睡」及「不會累的睡姿」兩種層面幫助各位擁有品質更高的睡眠。

◆飲食的重點在於「兩邊輪流咬」

在這裡打個岔，其實這個世界上並不存在某種能讓人吃了之後就消除疲勞的食材。坊間常聽到某些食材「吃了就能讓身體變健康！」或是「吃了就能消除疲勞」，但其實效果因人而異。其實這也是理所當然，因為每個人的基因、生活環境和體質都不同，怎麼可能會有某種適用於所有人的健康食材呢？

在這樣的前提之下，許多日本人其實缺乏的是**「可以調整腸道環境的飲食」**。腸道環境一旦變差，體內的血液循環便會惡化，使體內容易累積肉體疲勞。嚴重的話甚至會引起自律神經失調，影響精神層面。這一點是許多醫師和營養師都認同的。

我從來不曾見過任何頂尖運動員吃加工食品或垃圾食物。頂尖的運動員非常重視飲食均衡，所以腸道環境當然維持得很好。PART 9中將為各位介紹如何藉由飲食調整腸道環境的方法。

除了「食物」之外，「吃東西的方式」也很重要。用錯方法的話，也會在不知不覺中累積各種疲勞，這一點是許多人不曾注意到的。幾乎所有人都偏好用某一邊臼齒咀嚼。但長年這樣下來，會使身體的左右兩邊變得不平衡，造成肩膀疼痛、腰痛或身體倦怠等狀況。這一點也會在PART 9中詳細說明。

◆消除疲勞的伸展運動重點在於「收縮肌肉」

許多人在日常生活中或是運動前會做「伸展運動」，希望藉此改善肩膀疼痛、腰痛、寒性體質等狀況。但其實很多人都用錯方法，造成反效果而不自知。

聽到「伸展運動」幾個字，許多人會被字面上的意思誤導，以為是一種「拉伸肌肉的運動」。但過度伸展肌肉反而會給肌肉造成更多負擔，可能會加重疲勞或疼痛。

因此，**想要消除肌肉伸展造成的疲勞，就必須進行「收縮肌肉的運動」。**

如果在肌肉內部溫度提升之前就給予刺激的話，肌肉會在極度伸展的狀態急著想要恢復原本的狀態，反而會變得硬梆梆。也就是說，工作途中休息片刻的時候，如果突然伸展身體、進行各種伸展操，反而會得到相反的效果。

PART 10 中將為各位介紹過去大家所做的伸展操該如何調整、怎麼樣的伸展操才能獲得預期中的效果。

◆運動員都這樣訓練意志力

最後，將與各位分享如何消除「心理上的疲累」。在過去指導運動員的經驗之中，我發現許多運動員的體能並不輸人，但就是無法成為頂尖運動員。

經過長年的經驗累積之後，我終於發現頂尖運動員的共通點。

大家聽到答案之後，或許會覺得我賣關子或理所當然。但也因為理所當然，其實才是最重要的，也是各位讀者工作時不可或缺的心態。詳情將在PART 11與各位分享。

另外我也將與各位分享「如何使內心強大」、「如何不心累」的方法，都是我從多年指導經驗中整理出來，同時也獲得科學上的實證。

希望各位能將這些方法變成習慣，讓自己保有一顆「不會累的心」。

PART 8

睡眠

\ 身體動作 /

效率提升的方法

074

選擇可以減輕身體負擔的床墊和枕頭

為了增加睡眠中翻身的次數，請大家重新審視家中的寢具及睡眠環境。

首先是床墊。如果床墊過軟，身體會陷入床墊中，這樣會使身體過於穩定，很難在睡眠時翻身。應該盡可能選擇硬一點的床墊，這樣可以增加翻身的次數，減輕對腰部的負擔。

接著是枕頭。幾乎沒有人會在睡眠過程中一直維持仰躺，大部分的人一定都會有某些時候向右或向左側躺。至於枕頭的高度，最好是仰躺時腰部剛好能貼合在床面的高度。

但側躺的時候，這個高度的枕頭又會壓迫到下側的肩胛骨而造成圓肩、引起肩膀疼痛。因此側睡時需要比較高的枕頭，避免因枕頭高度不足而造成圓肩。

推薦大家選擇中間的高度適合仰睡、兩側的高度適合側睡的枕頭。這種枕頭的中間較低、兩側較高，不論側睡或仰睡都能找到最舒服的高度，各種姿勢都不會給身體造成負擔。

　市面上許多通路都可以找到這種內低外高的枕頭，各位讀者不妨多方比較、選購。

　只要選擇適合的枕頭，即使在睡眠中翻身，也能將對身體的負擔降到最低。

Point

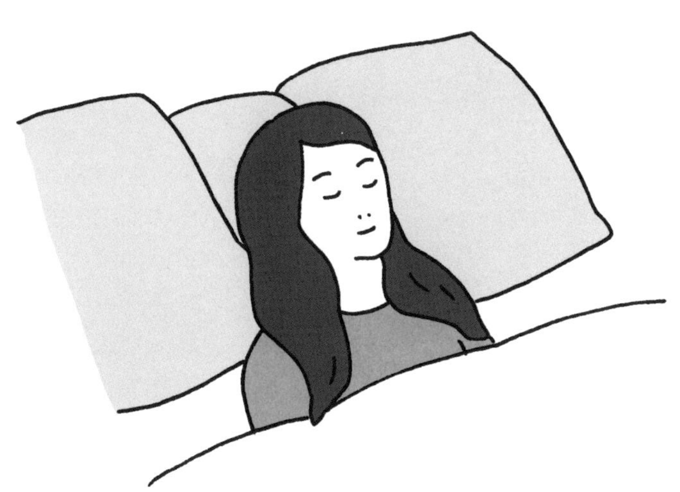

枕頭最好選擇中間較低、兩側較高的款式，才不會因為睡眠姿勢給身體帶來負擔。

\ 身體動作 /
效率提升的方法
075

如何營造有助於熟睡的睡眠環境？

想要增加翻身次數，除了枕頭之外，還需要留意床的擺放位置和照明。將床靠牆的時候，許多人側睡時就會面對牆壁。因為人類有「睡覺時轉向暗處」的習性，所以會習慣面對沒有任何光源的牆面。但面對牆面睡覺時，翻身的次數必然會變少，也就比較容易累。

旅行時外宿是否總讓你感覺睡醒後還是很累或身體狀況不佳？這是因為飯店的床鋪擺設或燈光和家裡不同，讓你的翻身次數變少所致。飯店鋪床時都會將被子塞進床墊下，如果沒有拉出就直接這樣睡的話，也會導致翻身次數減少。

若要打造最適合的睡眠環境，**請將床放置在房間的中央，並遮蔽所有的光線。**如果夜間點著小夜燈或間接照明的話，人會出於本能背對光源，翻身的次數就變少了。

如果房間的格局讓你很難將床放在房間正中央的話，建議要徹底遮蔽所有光源。就連冷氣、空氣清淨機、加濕器等電源的顯示燈號也要盡可能用膠帶等物貼住、蓋住。

Point

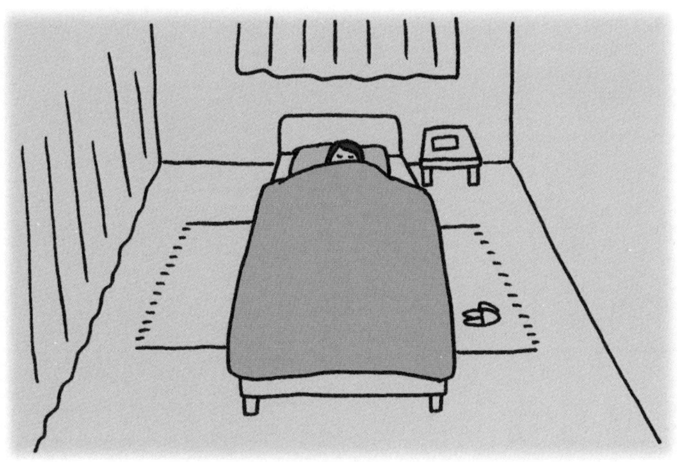

人類天生具有「面向暗處睡覺」的本能。因此若想要打造舒適的睡眠環境，就要在睡前遮蔽所有光源。

＼身體動作／

效率提升的方法

076

增加翻身次數的小訣竅

被子或毛毯溫暖與否，也會影響睡眠時的翻身次數。

首先，千萬不要像飯店一樣將被子的四個角落塞進床墊下。這樣睡很難順利翻身，容易造成全身肌肉疲勞。

增加翻身次數的小祕訣，在於提高被子裡的溫度。被子裡越溫暖，身體就自然會想要尋找比較涼快的地方，所以不停翻身。乍看之下這樣好像睡得不大好，但其實睡眠中不時動來動去反而減輕對身體的負擔。**睡相不好其實才是在睡眠中消除疲勞的最好方法。**

但是也要避免睡前就先開電熱毯暖床。被子裡的溫度太高的話，半夜很容易踢被子，無法維持睡眠中的溫暖狀態，也很容易感冒。

此外，夏天晚上冷氣開得很強，讓自己隨時處於舒適的環境之中，也會減少翻身的次數。這幾年夏天都非常悶熱，許多人習慣開著冷氣睡覺，建議不要將冷氣溫度設得太低。

Point

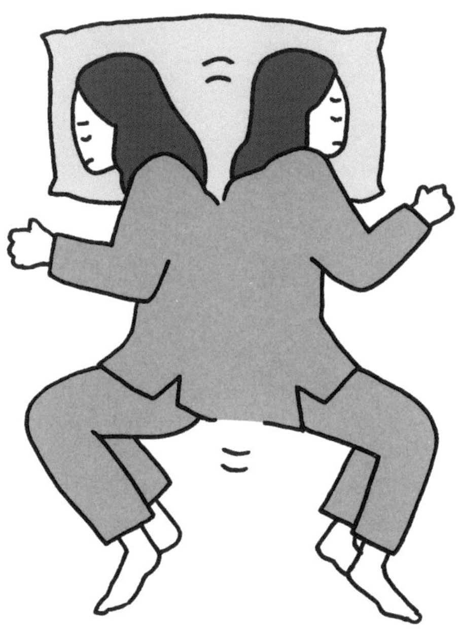

被子裡的溫度越高，翻身的次數就越多，越能減輕對身體的負擔。但要避免使用電熱毯使被子裡溫度過高。

077

「胎兒睡姿」是最不容易累的睡姿

當被問到「什麼樣的睡姿比較不會累？」時，因為我們很難靠自己的意志力控制睡覺的姿勢，所以我經常不知道該如何回答。

因此這裡針對容易累積疲勞的人的常見睡姿進行說明，並提出相關建議，幫助大家在日常生活中避免這樣的睡姿產生。

首先是擔心腰痛的人。這種人仰睡的時候腰部無法貼合床墊，與床墊之間產生空隙。因為平常就習慣挺腰，因此將來有很高的機率會腰痛。為了避免無意識中習慣仰睡，很多人會刻意側睡或趴睡。

習慣趴睡的人，不需要刻意要求自己仰睡。只要在睡前躺在床上做一分鐘大腿內側的伸展運動。這個動作可以減緩挺腰的習慣，讓你趴著睡比較容易睡著。

有腰痛又習慣側睡的人，經常會打開雙腳，讓雙腳一上一下錯開，左右腳都貼著床睡。這樣的姿勢容易造成骨盆歪斜，使身體左右不平均，身體便容易疲累。

如果每次走路時都先跨出右腳（或左腳）、穿襪子時習慣先穿右腳（或左腳）比較輕鬆，就表示你的骨盆已經歪斜。**出現這種狀況時，就要在日常生活中刻意均衡使用左右腳，慢慢矯正身體的不平衡。**

容易肩膀疼痛的人，會在側睡的時候因為枕頭過低而造成圓肩。要記得營造側睡時枕頭不會過低的睡眠環境。睡前可以做一些肩胛骨的伸展運動，將左右兩側肩胛骨往中間夾，持續一分鐘，這樣就可以預防圓肩。

◆不會對肩膀和腰部造成壓力的睡姿

如果能控制睡覺時的姿勢，哪一種睡姿最好呢？

答案是「胎兒睡姿」。

請各位想像一下胎兒在子宮內的模樣。胎兒在媽媽子宮裡都是拱腰、屈膝的姿勢。

大人睡覺的時候如果也能採取這種拱腰、屈膝的姿勢，其實是最不會對身體造成負擔的睡姿。這時要注意將兩個膝蓋疊在一起（上方的膝蓋貼著下方的膝蓋）。

側睡的時候，盡可能有意識地採取「胎兒睡姿」來減輕對身體的負擔。但睡著之後我們其實無法控制自己的姿勢，只能盡量讓身體記住這個姿勢。

有一個方法可以強迫自己變成「胎兒睡姿」，那就是睡吊床。睡在吊床裡的時候，腰部會自然拱起來，能一直維持胎兒睡姿。這樣的姿勢能將體重分散至全身，所以比較不會累。有腰痛煩惱的人不妨一試。

Point

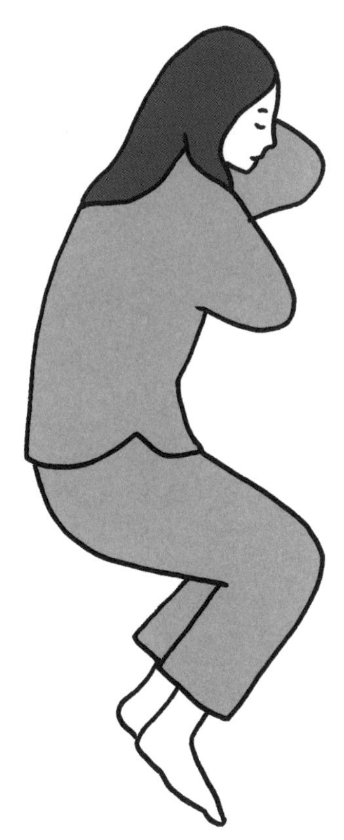

拱腰、屈膝的「胎兒睡姿」能減輕對身體的負擔。

\ 身體動作 /

效率提升的方法

078

修復自律神經、消除疲勞的泡澡法

以上為各位介紹的是如何打造不容易累的環境與姿勢。我想應該有許多人為了「無法熟睡」或「很難入眠」而煩惱，接下來就為各位介紹幾個方法，可以將這些煩惱一掃而空。

為什麼很難入眠？為什麼無法熟睡？

其中一個原因在於「自律神經」。自律神經是一種讓我們的身體維持活動、放鬆的神經系統。

自律神經由兩種神經組成，交感神經負責讓身體活動，副交感神經則能讓身體放鬆。

每到夜晚，健康的人就會因為副交感神經的作用而自然想睡。但現代人壓力過大，許多人的副交感神經因此無法在夜晚順利發揮作用而導致失眠。

為各位介紹兩種讓副交感神經在夜晚更能發揮功能的方法。

第一是吃晚餐的時間。許多研究都指出，至少在睡前三個小時之前吃完晚餐，能有效提升副交感神經的作用。

咀嚼這個動作會刺激交感神經的運作，而消化和吸收則由副交感神經負責。用餐結束後的至少三個小時之內，是交感神經較佔優勢，**因此想要讓副交感神經較佔優勢的話，至少要在睡前三個小時之前吃完晚餐。**

◆戰國最強武將發明的沐浴法？

第二則是泡澡的方式。最好的沐浴方式是先泡攝氏四十至四十二度的熱水，等頭頂開始冒汗之後，再用攝氏三十度左右的溫水淋浴約三十秒。連續重複五次。

熱水會刺激交感神經，而溫水則會刺激副交感神經。**交感神經和副交感神經都受到刺激的話，就能促進全身的血液循環，這樣就會比較容易入睡，早上起床也會更清醒。**

這樣的沐浴法能讓肌肉放鬆，達到有如按摩般的效果，身體的疲累感會一掃而空。肌肉痠痛不是太嚴重的話，隔天睡醒之後就會有很大的改善效果。

山梨縣的溫泉通常都有「熱水」及「溫水」兩種不同溫度的溫泉。許多運動員在山梨縣集訓時，都比較不容易累積疲勞。我認為原因之一就是輪流泡「熱水」和「溫水」而得到的效果。

我非常喜歡溫泉，經常到全國各地的溫泉泡湯。據我所知，山梨縣的許多溫泉都備有「熱水」和「溫水」兩種不同溫度的湯池。

武田信玄被稱為戰國最強的武將，據說就是一名瘋狂的溫泉愛好者。或許是因為這樣的歷史背景，能有效減輕疲勞的沐浴法才會一直流傳至今吧。

在家中泡澡的時候也一樣，當然最好的狀況就是輪流泡進「熱水」和「溫水」之中，但幾乎每個人家中都只有一個浴缸，實際上很難執行。不妨充分運用淋浴花灑達到相同的效果。

Point

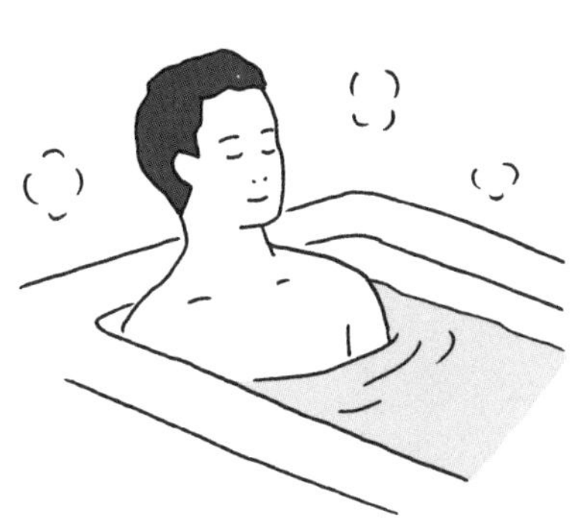

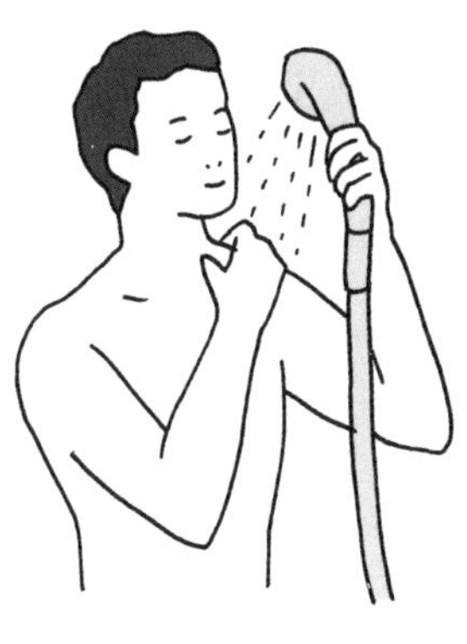

①先泡攝氏四十至四十二度的熱水。
②頭頂出汗之後，用攝氏三十度左右的溫水淋浴約三十秒。
③重複進行 ① 和 ② 共五次。

COLUMN 7

擁有超強「腳趾力」的 C 羅納度

C 羅是足球界的巨星，也是全球最擅長運用「腳趾力」的足球選手。

他非常擅長需靈活運用腳趾的盤球，可以像芭蕾舞者一樣豎起腳尖單腳著地，接著再以腳尖施力整個人跳起來，發揮驚人的「腳趾力」。若不是具備柔軟程度超越一般常人的靈活腳踝和強而有力的腳趾，是不可能做到這些動作的。C 羅已經快要四十歲了，都沒有受過較嚴重的傷，從動作分析的角度來看，就是因為他的腳趾非常有力。腳趾無力的話，整個身體便會失去平衡，進而引發腰痛及膝蓋疼痛。各位不妨向 C 羅學習，在日常生活中就提醒自己多多訓練腳趾。

PART

9

飲食

\ 身體動作 /

效率提升的方法

079

糾正咀嚼習慣，進而改善身體的疼痛

每個人都有不同的「咀嚼習慣」，如果沒有隨時提醒自己的話，就會在不知不覺中只使用左側或右側的臼齒。

「咀嚼」這個動作不只是垂直方向的運動，還包含了磨碎食物的翻攪運動。仔細觀察馬和牛等草食性動物，會發現他們都是藉由上下排牙齒將食物磨碎。人類也是藉由臼齒進行相同的運動。

但如果只用到其中一邊臼齒，就會導致左右兩側的運動不平衡，進而造成全身左右不對稱。**因為顳顎關節活動的時候會使用到非常大範圍的肌肉，不是只有嘴部周邊。**

各位不妨試試用單邊臼齒緊咬毛巾或衛生筷，接著再將上半身轉向同一側。

應該會發現咬緊臼齒時可以轉動的幅度比平常更大。這是因為脊椎附近的部分豎脊肌得到放鬆，使可動的區域變大。如果只使用單邊，就只有單邊肌肉的可動區域變大，另一邊的肌肉就會逐漸萎縮。

這種左右不平衡持續累積之後，有可能引起偏頭痛、肩膀疼痛、腰痛等症狀。

食用米果或烤魷魚等硬質食物的時候，就可以很明顯看出自己的「咀嚼習慣」。**吃飯的時候記得提醒自己不要忘記使用另外一邊的臼齒，以取得全身的平衡。**

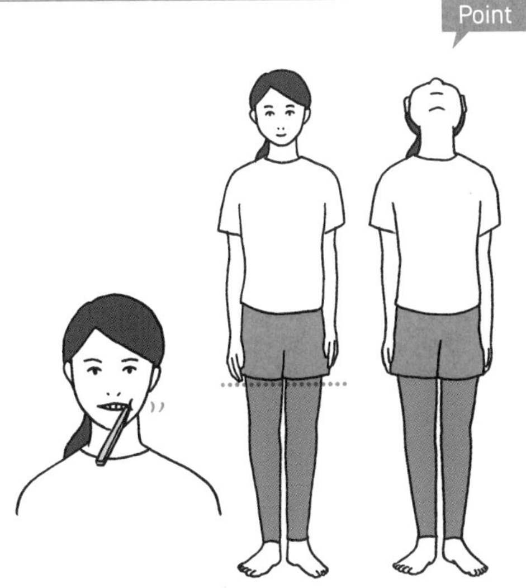

頭往上抬五秒鐘，接著做出「立正」姿勢。咀嚼習慣不好的人就會出現左右手長度不一致的狀況。如果右手比較短的話，可以用右側臼齒多咬衛生筷，有助於矯正不良的咀嚼習慣。

\ 身體動作 /

效率提升的方法

080

提升免疫力的進食方法

隨著食品加工技術的進步，我們的飲食習慣也跟著變化，現代人越來越喜歡吃「柔軟的食物」。食用過於柔軟的食物，即使吃的當下不覺得累，長遠來看也有很多壞處，不可不慎。

食用硬質的食物時，咀嚼次數較多。現代日本人一餐的咀嚼次數平均只有六百二十次。某項研究指出，日本各年代的每餐咀嚼次數，在昭和初期為一千四百二十次、鎌倉時代為兩千六百五十四次、彌生時代為三千九百九十次。以前的人食用大量的糙米、乾燥的樹木果實、乾貨等較有嚼勁的食物，因此咀嚼的次數較多。

咀嚼次數越多，唾液的分泌量就越多。唾液中含有溶菌酶及乳鐵蛋白等抗菌物質，可以預防細菌增加，具有提升免疫力的效果。

此外，「咀嚼」這個動作也可以刺激牙齦和下巴的肌肉。下巴肌肉退化不但會影響吞嚥功能，還可能破壞全身肌肉平衡。

從結論來看，**只挑軟的食物吃，容易讓身體感到疲倦**。如果覺得自己最近很少吃到硬質食物，就要有意識地多加食用，鍛鍊一下日漸衰退的肌肉。

Point

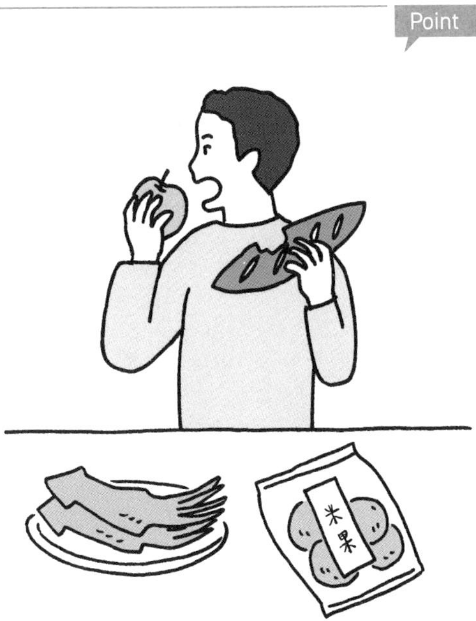

只吃柔軟的食物會養成容易疲勞的身體，平時應有意識地多攝取硬質食物。

081

地產地消吃得更健康

若希望「藉由飲食習慣打造不會累的身體」，我個人非常推薦「地產地消」。所謂地產地消，指的就是「在地生產、在地消費」。**考慮到健康因素，地產地消確實是一種非常合理的飲食生活習慣。**

例如熱帶地區生產的水果，具有降低體溫的效果，因此並不適合居住在寒冷地區或寒性體質的人食用。水也是如此，每個地區的水各有不同含量的礦物質，所以胃腸較敏感的人喝到陌生地區的水很容易拉肚子。

也就是說，自己生長環境中所生產的新鮮食材、盛產期的食材，才是最適合自己體質的食物。

許多運動員為了在國外也能吃到日本料理，出國比賽時也都會帶著廚師。如果希望選手發揮最好的表現，我認為這麼做是必要的。

修驗道中的山伏※為了熬過嚴苛的修行，都會食用高營養價值的「山伏料理」。山伏料理是一種「只使用當地的食材」所製作的地產地消料理。除了植物性食材之外，也包含動物性食材。

來自當地大自然所孕育的新鮮食材，對任何食材都不挑剔，就是最基本且最確實的健康飲食了。

※**修驗道中的山伏**：修驗道為日本自古以來的一種山岳信仰，修行者被稱為山伏，伏潛入山林之中悟道。

Point

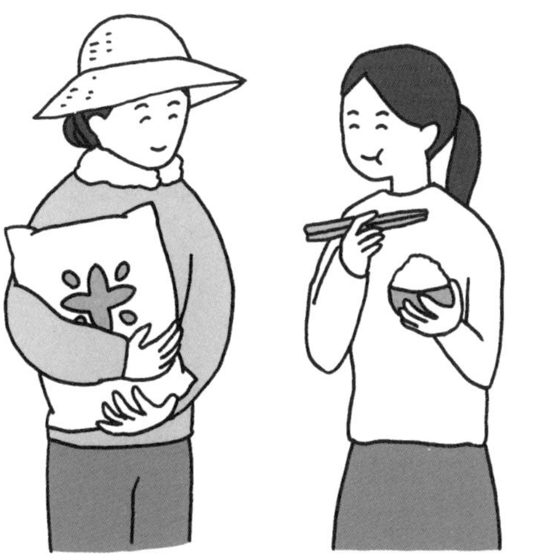

「地產地消」就是「藉由飲食習慣打造不會累的身體」的一切基礎。食用當地生產的新鮮食材，就是最適合身體的飲食。

082

保健腸道的第一步「益生菌」

當腸道環境惡化，會導致全身血液循環惡化，使疲勞物質累積在肌肉及腦部。因此，**打造良好的腸道環境可以說是非常有效的「擊退疲勞法」**。

想要打造良好的腸道環境，第一步就是攝取「益生菌」。益生菌指的是比菲德士菌、乳酸菌這類好菌。發酵食品中含有大量好菌，因此多食用發酵食品非常重要。

例如優格、味噌、納豆、起司、辛奇、鹽辛※、米麴等。

益生菌是一種益菌，並不會長時間附著在腸道內，最好是每天攝取。而依照不同體質也有適合與不適合的發酵食品，最好必須多方嘗試，找出最適合自已體質的發酵食品。

我每天都會飲用市售乳酸菌飲料，而且每天變換種類。飲用各種不同的乳酸菌飲料，更能感覺腸道環境變好了。人體非常有趣，不管再怎麼有益身體，攝取過量的話，體內就會產生抗性，因而使效果越來越差。

從這個觀點來看，**更應該多攝取各種不同的食材。**

※**鹽辛：**海鮮內臟發酵物

Point

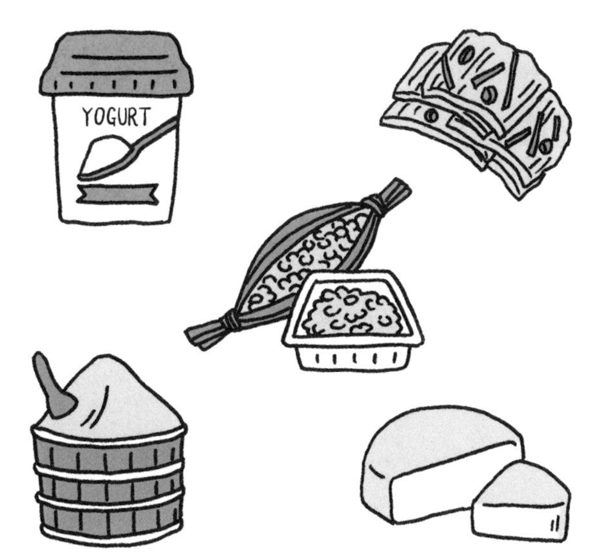

想要增加腸道內的好菌，就要每天攝取優格、納豆、味噌等發酵食品。

\ 身體動作 /

效率提升的方法

083

促進腸道健康的「益生元」

想要有效促進腸道健康，**除了攝取發酵食品之外，還必須增加膳食纖維的攝取量。攝取膳食纖維來調整腸道健康的食物稱為益生元，是益生菌的食物來源。**

膳食纖維分為可溶於水的「水溶性膳食纖維」和不溶於水的「非水溶性膳食纖維」兩種，這兩種膳食纖維都是維護腸道健康不可或缺的物質。

海藻、蒟蒻、秋葵、納豆、埃及國王菜、和布蕪、山藥等食物中富含水溶性膳食纖維，共通特性就是「黏滑的食物」。水溶性膳食纖維是腸道內益生菌的食物，可以增加益生菌的數量，對健康非常有幫助。

富含非水溶性膳食纖維的食物則有根莖類、豆類、全穀類等。非水溶性膳食纖維能使糞便體積增大，幫助排出腸道中的代謝廢物。

近年來日本人的膳食纖維攝取量逐年降低，成人的每日膳食纖維建議攝取量為男性二十克、女性十八克，但目前日本人的平均攝取量卻只有十四克左右。一九四七年的攝取量為二十七克，由此可以看出現代人的攝取量已經降至過往的一半左右。

即使攝取足夠的發酵食品，但如果沒有食物纖維作為益生菌的營養素，益生菌數量也不會增加。**想要促進腸道健康，必須同時補充益生菌及益生元，兩者缺一不可。**

Point

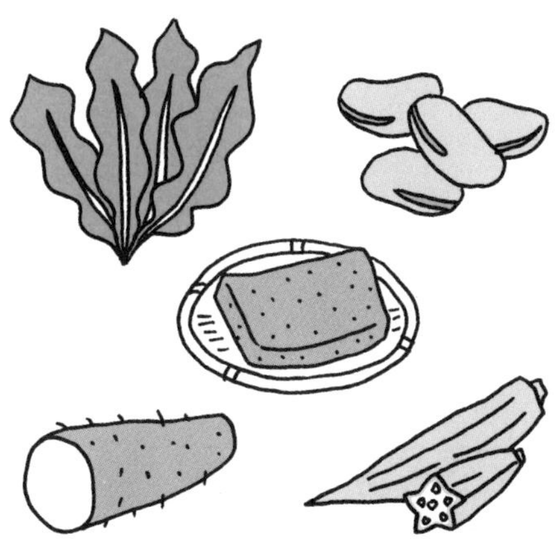

「水溶性膳食纖維」提供益生菌充足營養素，「非水溶性膳食纖維」幫助清空腸道內代謝廢物，兩者對於維護腸道健康都非常重要。

\ 身體動作 /

效率提升的方法

084

讓你下午不再昏昏欲睡的「抗性澱粉」

很多人一到下午就會昏昏欲睡、困倦不已，原因通常來自吃完午餐後血糖急速上升。

白米飯、烏龍麵、拉麵、義大利麵等碳水化合物都屬於會使血糖急速上升的「高GI食品」。午餐食用過多「高GI食品」的話，血糖會在短時間內急速升高，之後再急速下降，容易導致「血糖急遽波動」，因此造成身體疲累而昏昏欲睡。話雖如此，不吃碳水化合物卻又好像少了什麼似的……。

這裡要推薦給大家**「放冷的碳水化合物」的飲食方法。**白米飯和麵類等碳水化合物中的澱粉成分在低溫狀態時，分子結構會產生變化，轉化為「抗性澱粉」。抗性澱粉是較不易造成血糖升高的「低GI食品」。因此以同樣分量的白飯或麵類，**放冷之後再吃的話，血糖比較不容易上升。**

將白飯放置於常溫或冰箱中，一個小時之後澱粉就會轉換為抗性澱粉。想要攝取較多抗性澱粉，可以嘗試冷便當或涼麵等。

聽說美國職棒大聯盟選手達比修有吃白飯和烏龍麵等澱粉類會覺得不舒服，因此當他要食用碳水化合物時，只會攝取抗性澱粉。各位不妨學習頂尖運動員的飲食習慣，克服下午昏昏欲睡的障礙。

Point

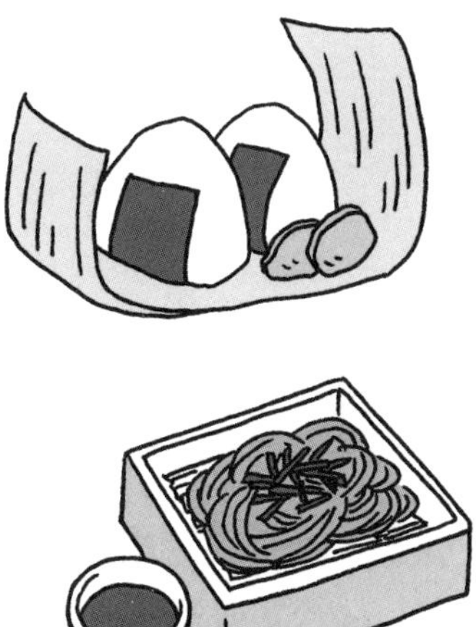

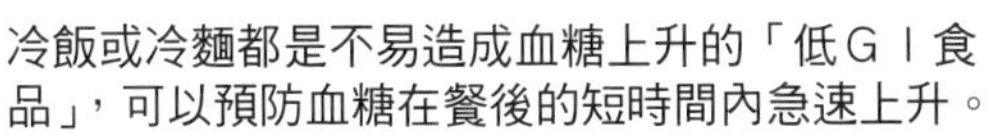

冷飯或冷麵都是不易造成血糖上升的「低ＧＩ食品」，可以預防血糖在餐後的短時間內急速上升。

讓你不再心累的「離胺酸和精胺酸」

運動員接受嚴格訓練的時候，需要一種不可或缺的營養素，那就是必需胺基酸。必需胺基酸無法於體內自行合成，不管你是不是運動員，都必須從食品中攝取獲得。必須胺基酸之中，又以「離胺酸」和「精胺酸」在近年來最受矚目。許多人認識精胺酸是因為營養飲品裡含有這個成分。

這兩種胺基酸都是體內細胞進行修復及成長過程中的必要成分。**整天在外奔波的業務人員，或是工作需要整天站著的人，都可以藉由攝取離胺酸和精胺酸，在短時間內消除肌肉疲勞。**離胺酸還能形成「抗體」預防細菌及病毒進入體內，對於提升免疫力也是不可或缺的營養成分。

除此之外，**離胺酸和精胺酸還具有減輕不安情緒等心理疲勞的效果。**曾經有研究指出，攝取離胺酸和精胺酸各二・五公克，能減少百分之十一的不安情緒。

離胺酸還能強化腦部功能，幫助恢復體力、提升專注力。

雖然這兩種物質可以藉由攝取保健食品獲得，不過雞肉、豬肉、鯖魚和鰹魚之中就富含離胺酸和精胺酸，都是可以在日常飲食之中輕鬆取得的食材，建議各位多多食用。

Point

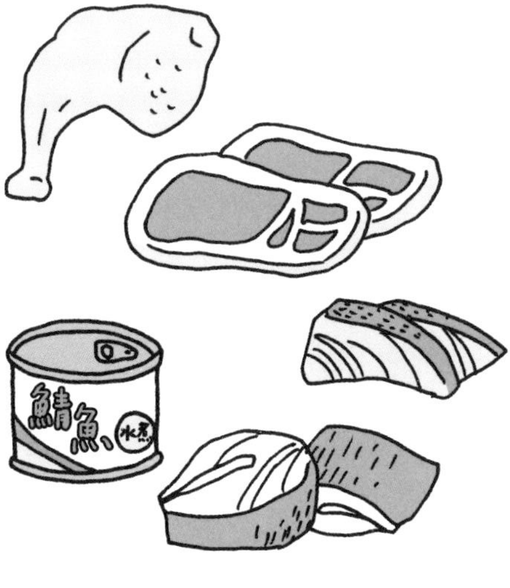

多多攝取富含「離胺酸」和「精胺酸」的食材，可以幫助細胞修復及成長，還能增強免疫力。

086

幫助維持穩定心理狀態的「色胺酸」

生活中累積太多壓力與疲累，會造成腦內賀爾蒙「血清素」（又稱幸福賀爾蒙）的分泌減少或功能受限。

想要增加血清素分泌有幾個方法，例如：「早上起床後曬太陽」、「以固定的節奏進行活動」。因此，早晨散步的習慣可以獲得很好的效果。

此外還必須攝取生成血清素的原料，也就是必需胺基酸「色胺酸」。富含色胺酸的食材有豆腐、納豆、味噌和醬油等大豆製品，以及牛奶、起司、優格等乳製品。此外，香蕉也是非常建議各位食用的食材。食用香蕉可以同時攝取色胺酸、維生素B6、碳水化合物等生成血清素的必要原料，能有效生成血清素。**飲用香蕉牛奶就能增加體內的幸福賀爾蒙**。

以前許多運動員都會選擇香蕉作為三餐之間的點心。從心理健康的層面來看，香蕉也具有相當好的效果。

許多人在面臨重要商務會議之前都沒有時間好好用餐。這時不妨吃根香蕉，促進體內的血清素分泌，以更好的精神狀態面對重要時刻。

Point

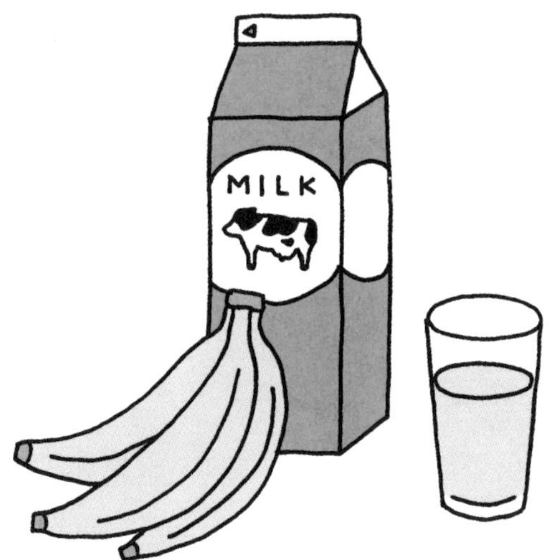

大豆製品和乳製品都是生成幸福賀爾蒙＝血清素的原料。同時攝取香蕉及牛奶，可以增加體內的幸福賀爾蒙。

COLUMN 8

膝蓋彎曲 110 度可增強跳躍能力

我的專業領域「動作分析」是一門以運動學、解剖學和物理學為基礎，藉由觀察及研究各種動作，運用在運動場上的一種學問。

以垂直跳為例，跳起時膝蓋彎曲110度的時候，腿部肌肉能發揮最強肌力。但就算我對運動員提出這樣的建議，當然沒有人能做到。

於是我請選手站在幾十公分高的台階上，練習以雙足著地往下跳。讓選手們觀察這個動作，用身體記住膝蓋彎曲110度的感覺。接著再讓他們原地垂直跳，成績果然比之前好很多。往後我也希望持續將動作分析的研究成果，運用在各種不同的運動上。

PART

10

伸展運動

＼身體動作／

效率提升的方法

087

提升深層體溫之後再做伸展運動才正確

許多人會在工作的空檔做些伸展運動拉伸肌肉。當下雖然覺得很舒服，但這樣的伸展運動對肌肉來說其實是反效果。

如果沒有先提高深層體溫就刺激肌肉，當肌肉在極度拉伸的狀態下恢復原本的狀態時，反而會比原先更加收縮。伸展的當下或許覺得疲勞感和痠痛感獲得改善，感覺肌肉變得比較柔軟，但其實這麼做會導致肌肉之後變得更加緊繃。

夏天尤其要特別注意。在冷氣房裡待的時間過久，越會使深層體溫變低。如果在這樣的狀況下突然做起伸展運動，肌肉還沒做好準備就受到刺激，不但無法恢復柔軟，反而會變得緊繃。

同樣的道理，起床後馬上做體操也不好。早晨是一天中深層體溫最低的時候，其實是最不適合做體操的時間。

進行伸展運動之前，必須先透過散步或跑步來讓體溫升高。

從這個觀點來看，「熱瑜珈」其實是非常合理的一項運動。

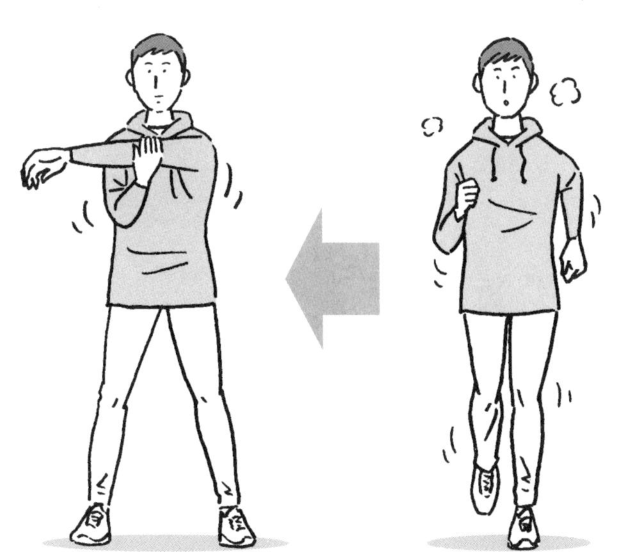

進行伸展運動之前，必須先提高體內的深層體溫。應該盡量避免起床後馬上做體操，或工作的空檔突然進行伸展運動。

＼身體動作／
效率提升的方法
088

消除肩膀疼痛的伸展運動

當肩頸感覺沉重、整個人提不起勁的時候，就會很難做出高舉手臂（擴胸）的動作。硬梆梆的肩膀，讓人覺得彷彿肩上背著千斤萬斤的重物。

許多人都會將左右兩邊的肩胛骨往中間夾、把胸口打開，想要藉此改善這樣的狀況。但這個伸展運動的效果只是一時。當我們將肌肉往某一個方向伸展之後，肌肉會再回復到原本的狀態，反而容易加劇肩膀疼痛的程度。因此，**如果想要消除肩膀疼痛，應該要往相反方向進行伸展，才能達到效果。**

【消除肩膀疼痛的伸展運動】

・在胸前用右手抓住左手肘。

・左臂出力往左邊拉（同時用右手抓住左手肘，不讓左手肘移動）。

・一次十秒，左右手交換再做一次。

做這套伸展運動的時候，並不會感覺肌肉受到拉伸，但做完後應該會覺得肩膀附近輕鬆許多。有肩膀疼痛煩惱的人不妨找時間試試，一天內可以多做幾次。

Point

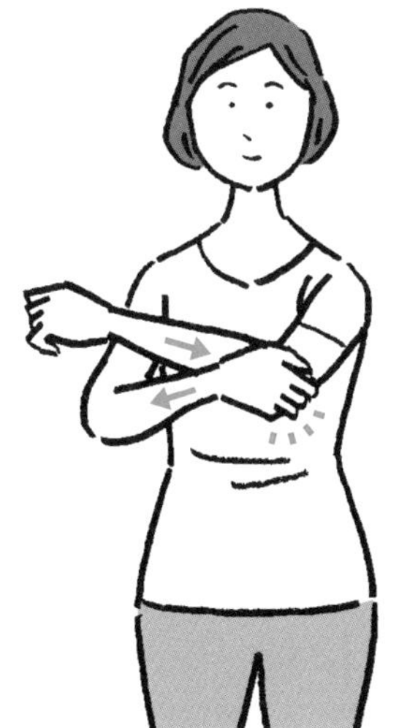

想要消除肩膀疼痛，可以用右手（ 左手 ）抓住左手肘（ 右手肘 ），將左臂（ 右手 ）往左邊（ 右邊 ）拉。就能讓肩膀一帶變得輕鬆許多。

089

消除腰痛的伸展運動

坊間有非常多消除腰痛的伸展運動及體操。但腰痛麻煩的地方就在於造成腰痛的原因太多，並沒有哪一種伸展運動適用於所有人。某些人覺得有效的方法，對其他人而言或許一點幫助也沒有。

這裡向各位介紹大多數的人都能輕鬆做到、做完之後能感受到彷彿接受按摩般舒適的兩種伸展方法。

這兩種伸展方法並非萬用，但很容易實行，也比較能養成習慣。

【改善腰痛的伸展運動 1　拱背蹲下】

①立正站好，微微拱背。

②維持拱背姿勢蹲下（如果蹲下的過程中會抬起腳跟，就抓住家具或其它固定物輔助，讓腳跟維持貼在地面上）。

③持續十秒。

- 以上動作重複五次。

就是這麼簡單。**許多人之所以腰痛都是因為習慣挺腰**，腰部的肌肉一直維持在拉伸狀態。只要讓持續拉伸的肌肉收縮，應該馬上就能讓腰部感覺輕鬆不少。

很多人以為腳跟無法貼地是因為腳踝太緊，但其實大多都是因為經常挺腰使軀幹失去整體平衡所造成。

只要經常進行這個伸展運動，就能慢慢改善挺腰的狀況，對於腰痛症狀的緩解應該也會有所幫助。

◆模仿企鵝動作來治療腰痛

第二種方法如下。

【改善腰痛的伸展運動 2 企鵝體操】

①立正站好，雙肘彎曲。

②雙手的手肘以下左右快速擺動（就像企鵝拍動翅膀一樣，肩膀和身體不動，只有手肘至指尖這一段擺動）。

③進行九十秒。

固定肩膀及上半身、只有手肘以下快速擺動，對腰部肌肉是一種非常好的按摩。平時沒有運動習慣或久坐、久站等長時間維持相同姿勢的人，不妨多多進行企鵝體操，定期刺激腰部的肌肉，可以有效預防腰痛。

再次提醒各位，並沒有某種伸展運動或體操能「治療腰痛」。腰痛是不良的走路姿勢、坐姿、站姿等姿勢或動作日積月累所造成的。第一部分中介紹的「不會累的姿勢和動作」能有效減輕重力對人體帶來的負擔，**只要重力的負擔變輕，對腰部的負擔自然跟著減輕，進而能預防或改善腰痛了。**

為腰痛所苦的人可以在日常生活中提醒自己維持「不會累的姿勢和動作」，多多照顧自己的腰。

Point

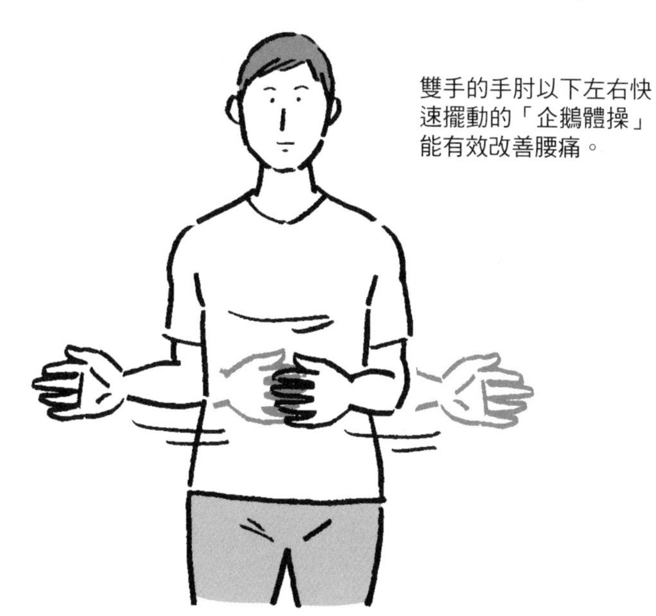

雙手的手肘以下左右快速擺動的「企鵝體操」能有效改善腰痛。

090

改善寒性體質的伸展運動

寒性體質是因為末梢血液循環不良所引起的。

雙腿浮腫也同樣是因為腿部血液循環不好而造成。因為血液循環不好，導致代謝廢物和水分無法被身體回收。

以上兩種狀況都是因為走路時和行走時將身體的重心放在腳跟，沒有使用腳趾所致。有這種煩惱的人，建議用以下的伸展運動多多加強腳趾。

【改善寒性體質、浮腫的伸展運動】

①將五隻腳趾往腳底方向彎折（彎到無法再彎為止）。

②將五隻腳趾往上撐開（腳趾之間不要碰在一起）。

③左右腳各進行十次。

無法順利彎折腳趾的人可以用手輔助，抓住五隻腳趾的底部，將腳趾往下壓。壓到可以清楚看到腳趾連接腳底的骨頭浮現為止。

有些平常走路不會用到腳趾的人無法順利彎折、伸展腳趾，**建議要多多進行這套伸展運動，以促進末梢血液循環。**

Point

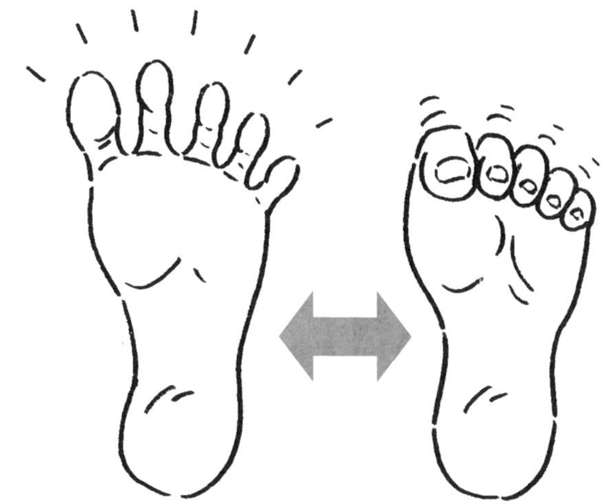

彎折再打開五隻腳趾，可以有效改善寒性體質。只要末梢血液循環變好，就能同時改善雙腿浮腫。

\ 身體動作 /

效率提升的方法

091

預防頭痛的臉部伸展運動

頭痛的原因有很多，不過大部分都是肌肉緊繃所引起的「緊張型頭痛」。當頭蓋骨兩側的顳肌變得硬梆梆，將導致血液循環不佳而疼痛。

因為顳肌連結到下巴附近的肌肉，因此只要做能放鬆下巴附近肌肉的伸展運動，就能舒緩顳肌並改善頭痛。

【臉部伸展運動】

- 將嘴巴張到最大，維持十秒。
- 擠眉弄眼、做出各種鬼臉。
- 用繞圈的方式以指尖按摩下巴的肌肉（咀嚼肌）。

有些人容易在工作時頭痛，是因為下意識中咬緊牙齒，使咀嚼肌和連結咀嚼肌的顳肌變得緊繃。

所以可以**藉由張大嘴巴、擠眉弄眼或按摩等動作舒緩緊繃的咀嚼肌，就能舒緩頭痛。**

經常因頭痛所苦的人，不妨一試。

Point

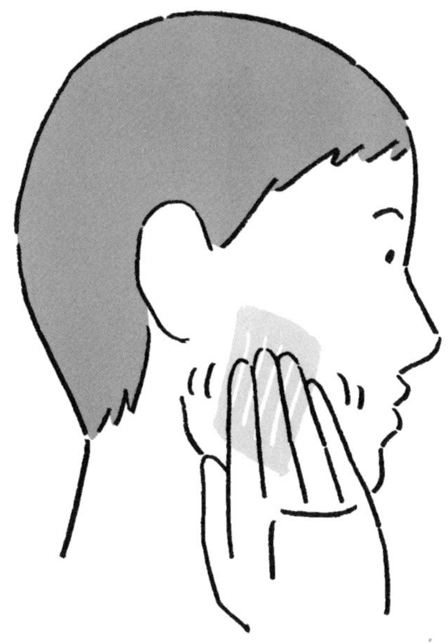

張大嘴巴或是以指尖按摩下巴的肌肉（咀嚼肌），可以預防頭痛。

092

預防眼睛疲勞的按摩

長時間使用電腦或智慧型手機很容易引起眼睛疲勞。因為持續近距離盯著同一個地方看，眼睛必須持續用力對焦而造成對雙眼的負擔，引起眼睛周圍的肌肉緊繃。

當眼睛附近的肌肉緊繃會導致血液循環變差，也容易引起肩膀疼痛及頭痛。此外，**眼睛疲勞也會引發自律神經失調，影響到全身的健康，必須特別注意。**

【有效改善眼睛疲勞的按摩方法】

①用雙手將左右兩側太陽穴往上推。

②用雙手將左右兩側咀嚼肌往上推。

③雙手放在眼皮上，輕輕按摩眼球。

・合計進行三分鐘。

長時間面對電腦或辦公桌時，每三十分鐘按摩一次，就能預防眼睛疲勞。按摩眼球的時候記得不要太用力，輕輕地放鬆眼球四周的肌肉即可。

Point

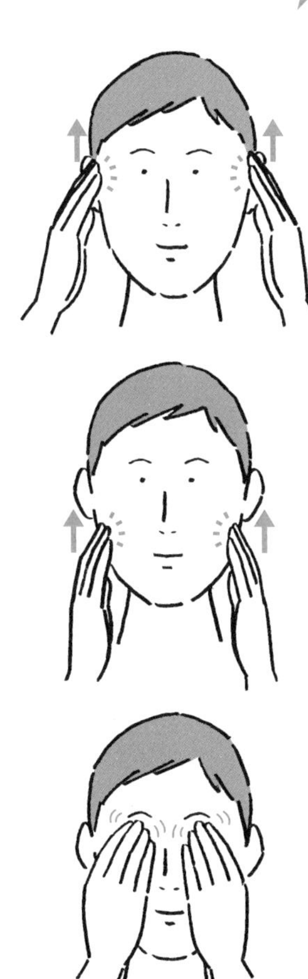

按摩完左右兩側太陽穴和咀嚼肌之後，將雙手放在眼皮上，輕輕地按摩眼球，可以消除眼睛疲勞。

COLUMN 9

穿裙子對膝蓋不好！？

許多女性都有膝蓋疼痛的困擾，其中又有不少人是「X型腿」。X型腿對膝蓋的負擔非常大。

幾乎所有日本女性坐著的時候都會將膝蓋併攏，也有許多人走路的時候習慣內八或是將膝蓋往內靠。原因可能來自「女生腿開開的不好看」這樣的同儕壓力，以及學生時期穿裙子（或被迫穿裙子）的習慣，都很有可能是造成女性X型腿或膝蓋疼痛的原因。

近年來社會非常重視「性別平等」議題，但大家似乎都不覺得女性有義務穿裙子這件事很不合理，實在令人感到不解。從我的角度來看，裙子和高跟鞋一樣，不論男女，應該都能自由選擇「不容易累的服裝」，不知各位覺得如何？

PART 11

心理層面

093
不要一直想著提升心理強度

具有「鋼鐵般強大的內心」，面對任何事情都不為所動、不容易感覺疲累、隨時展現最佳狀態，這應該是任何人都想達到的境界。

體育界也非常強調「提升心理強度」的重要性，更早之前就認為「心、技、體」是贏得比賽很重要的條件。但針對肉眼看不見的心理，到底要怎麼提升呢？

答案就是**「不要一直想著提升心理強度」**。

這個答案聽起來充滿禪意，但根據我過去接觸許多運動員的經驗，非常篤定就是這樣。運動員能否躋身頂尖，在於這個人能否提升「技術」。如果一個選手隨時抱持想要進步的心態、確實進行訓練，心理強度就能跟著技術一起變強。

因為在接受幾百、幾千次相同的訓練之後，習得的技術會滲透到身體裡的每一個細胞，因此不論面對多麼緊張的場面，都能臨危不亂發揮實力。如果真的有「正式比賽時無法發揮實力」的運動員，表示他還沒真正學會某些技術。

以網球選手大阪直美為例，體育界以往對她的評價都是「心理強度太弱」。直到獲得澳洲公開賽之後，她才終於得到「心理強度變強了」的評價。這完全歸功於她在這段期間接受四位教練的指導、徹底提升技術所賜。因為加強了原本較弱的球路、徹底沙盤推演，分析比賽中可能面臨的問題，一一化解令她不安的元素。

因此，「從結果來看」也就培養出了讓她面臨任何狀況都不為所動的「鋼鐵意志」。

◆上班族的心理強度也取決於技術

而一般人如果想要「提升心理強度」或「上場時發揮好表現」，方法其實和運動員相同。

如果想要光靠心理學理論的自我暗示等方法提升心理強度，卻沒有加強技術的話，應該無法順利消除上場時的不安。

例如有一場只准成功、不許失敗的重要提案。如果上場前沒有任何準備，就很有可能在臨上場前被不安的情緒擊垮，或是因為提案過程中發生不可預測的突發狀況而崩潰。準備不夠周全的話，任何人都會如此。

但如果在提案前做好周全的準備，藉由不斷練習來提升技術，先模擬提案中可能發生的問題並預先準備好答案，就能有效化解不安及緊張的情緒。或許難免還是會緊張或感到不安，但至少我們已經徹底提升技術，相較於心理學理論的自我暗示，應該更能讓心情穩定。

想要提升技術，「努力」是不可或缺的。而努力有幾個必要條件，分別是具備「上進心」、坦誠接受他人建議的「赤子之心」和自己的人生要靠自己打拼的「積極心態」。

帶著一顆希望達成某個目標的上進心，確實汲取主管或後進同事的建議，犯了錯就勇於修正、改善，不因他人眼光而是自己主動努力解決問題。只要不斷重複這麼做，你就能在不知不覺中練就「鋼鐵般的心智」，成為人人眼中的一流人才。

Point

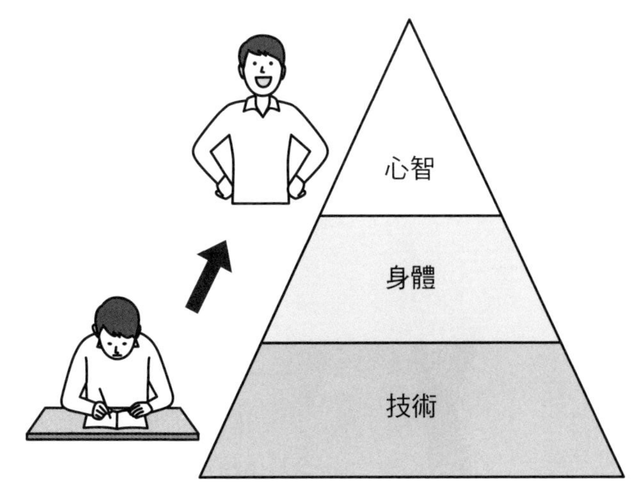

不管是打造不會累的身體，或是不會累的心智，我認為最基礎的都是「技術」。技術永遠不會背叛你。

＼身體動作／
效率提升的方法
094

透過演奏樂器讓心更靈活有彈性

平時我還擔任兒童足球隊指導，有些孩子不論花多少時間練習，還是沒辦法學會運球的動作。他們會光在腦子裡想像動作，但身體卻動不起來。遇到陷入這種困境之中的孩子，我一律建議他們「演奏樂器」。鋼琴、烏克麗麗或是口風琴，什麼都好。我會要求他們學會一首曲子，不論多簡單都無所謂。

下一次練習之前，先讓他們表演樂器。途中還會發出指令，例如「彈（吹）快一點」、「現在開始亂彈（吹）」，讓孩子們完全沉浸於音樂之中，這時再馬上進入足球練習。不可思議的是，上次一直學不會的動作，突然就都會了。

我認為原因有兩個。首先，**學會演奏完整曲目是一種「成功體驗」，可以帶給孩子自信**。再者，一直集中在足球的動作上會讓腦袋變僵，**演奏樂器正好可以**

找回腦袋的柔軟性。

一直想著某件事情，常會讓人失去彈性，忘記要「享受其中」。商務人士常常滿腦子想著如何提高產能或營業額，但如果把自己逼得太緊、沒有心情「享受」工作的話，其實很難有好的想法。

遇到瓶頸的時候，各位不妨嘗試培養「演奏樂器」這個嗜好，說不定對你很有幫助。

Point

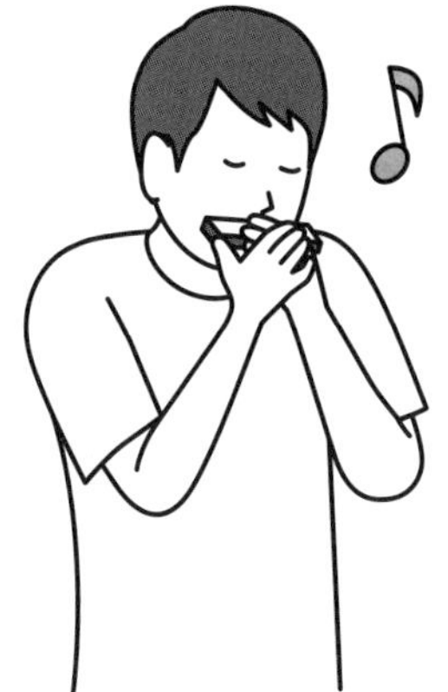

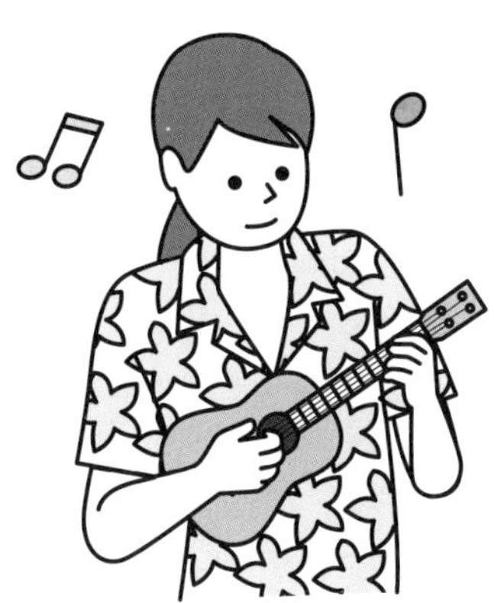

練習演奏樂器，只要學會一首曲子，就能在短時間內立刻獲得「成功體驗」，還能拓展視野，非常推薦大家一試。

095

氣球呼吸法消除腦部疲勞

無論是肉體上的疲勞或精神上的疲勞，最終會接收到「我累了」訊息的是我們的腦。**如果你已經讓身體充分休息卻還是無法消除疲勞的話，很有可能是大腦本身感覺疲累的「腦疲勞」。**

全球的醫學研究都已證實，感覺慢性疲勞的人其實是「大腦的血流不足」。血流不足，也就是溶於血液中的氧氣不足。疲累的時候總會有種「大腦氧氣不足」的感覺，實際上確實就是如此。

想要解決大腦氧氣不足的問題，不妨試試以下的氣球呼吸法。

【氣球呼吸法】

・想像丹田（位於肚臍下面一點點）這裡有一顆氣球。
・用鼻子吸氣三秒（一邊吸氣，一邊想像氣球慢慢變大）。
・用嘴巴呼氣六秒（一邊吐氣，一邊想像氣球慢慢變小）。

想像自己正在吹氣球，可以輕易掌握腹式呼吸的技巧，將更多氧氣送到血液之中。下次覺得大腦疲累的時候，可以花三分鐘做做看。

Point

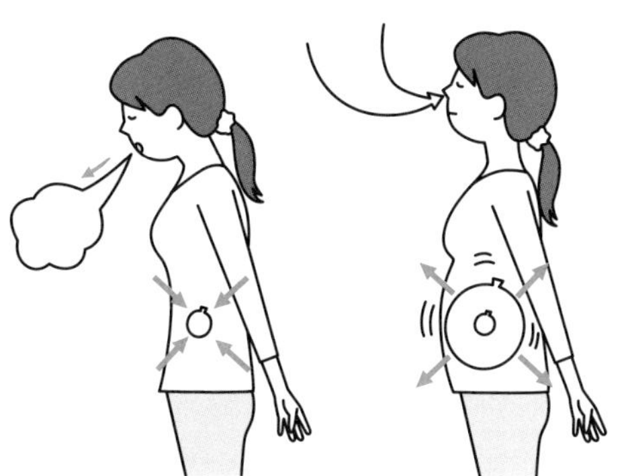

這裡介紹的是「用鼻子吸氣三秒」、「用嘴巴吐氣六秒」，但大家可以依據自己的狀況調整適當秒數。不過吐氣時間一定要比吸氣時間長。據說拉長吐氣時間可以達到調節自律神經的效果。

\ 身體動作 /

效率提升的方法

096

以假笑排解心累

各位見過表情陰沉而憂鬱的頂尖運動員嗎？我個人從沒見過。社會大眾公認的頂尖運動員之中，幾乎每個人在私生活中也隨時維持開朗的表情。其實不只是體育界，各個領域成功的知名人士也總是帶著燦爛的「笑容」。

日本自古以來有句俗語說：「笑門來福」。法國哲學家阿蘭（Alain）也說過：「不是因為幸福而笑，而是因為笑而幸福。」目前許多腦科學研究都證實了阿蘭的論點。

在某項關於笑的實驗之中，將實驗對象分成兩組。一組嘴裡咬著鉛筆（呈現笑的表情）看漫畫，另一組則是看漫畫時什麼都不做。結果發現前者給予漫畫內容非常高的評價，遠遠超過另外一組。也就是說，**人類「不是因為開心而露**

出笑容，而是因為露出笑容而感到開心。」

為什麼會這樣呢？那是因為「笑容＝開心」深刻地烙印在我們的大腦之中，因此即使已經被逼到絕境，只要臉上露出笑容，心情自然會跟著變得輕鬆。

感覺疲憊或是痛苦時，如果露出難過的表情，就會一直提不起勁往前。越是感覺難過的時候，越是要假笑，讓心情保持樂觀。這樣便能走出低潮，不再鑽牛角尖。

Point

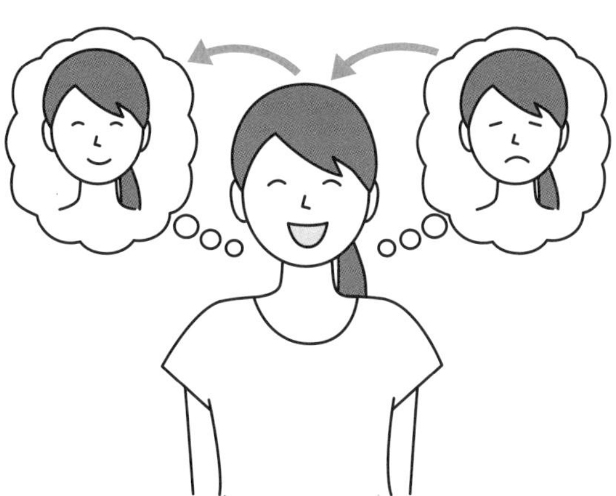

悲傷或痛苦時、疲憊的時候更要展現笑容。「笑容」可以帶動我們的心情，使心情轉而變得開朗，真的非常不可思議。我也會隨時提醒自己刻意露出笑容。

097

以權力姿勢喚醒大腦

田徑短跑比賽中，經常可以看見選手在場邊準備上場時，會高舉雙手讓自己的身形看起來更巨大，或是做出大聲嘶吼、擺出握拳的姿勢等各種提振士氣的動作。

教練界將這些動作稱為「權力姿勢（Power Posing）」，並且認為能有效鼓舞志氣並提升自信。

大腦的伏隔核裡有一個「開關」可以開啟我們做某些事的動力。工作或讀書提不起勁的時候，和我們能不能盡快重啟動力有很大的關係。

而打開開關的關鍵就在於「權力姿勢」。工作提不起勁時，可以站起身來，舉高雙手並大聲喊出「我要認真工作！加油！喔！」之類的聲音。這麼做之後，動力開關就會打開，大腦會分泌多巴胺和腎上腺素等物質，讓我們充滿動力與幹勁。

哈佛大學教授艾美・柯蒂（Amy Cuddy）曾發表一項研究結果，**認為只要擺出權力姿勢，就會使提高動力的睪固酮增加、使壓力賀爾蒙減少。**想要徹底消除心累，各位不妨試試像彈簧一樣彈起來擺出權力姿勢，再重新回到工作和讀書。

Point

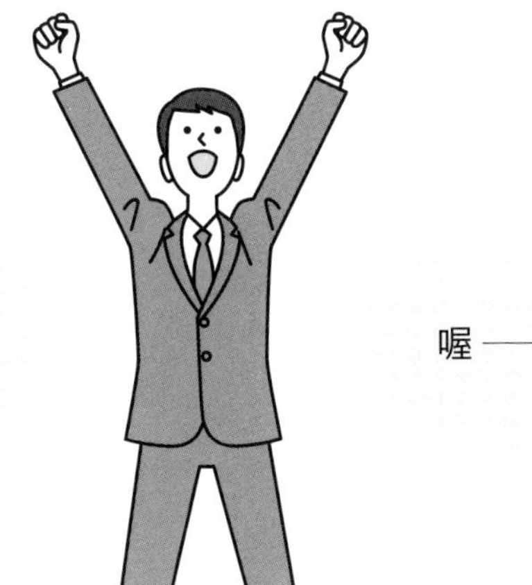

權力姿勢沒有固定姿勢。只要做出「平常不會做、且強而有力的動作」來提振志氣，就能打開大腦中產生動力的開關。

＼身體動作／

效率提升的方法

098

以「1／f雜訊」放鬆自我

每當有運動員問我：「要怎麼樣才能放輕鬆呢？」我都會建議：「讓自己融入1／f雜訊的搖晃之中。」

潺潺流水或火焰的搖晃、螢火蟲的一明一滅、樹梢間灑落的陽光，這樣的頻率稱為「1／f雜訊」，據說聽了可以讓人感到放鬆。

為什麼這種音頻能使人獲得平靜呢？世界各國都有人研究「1／f雜訊」，這幾年終於找到了答案。

人類的大腦細胞中，會由一神經元傳導至另一神經元，藉以傳遞神經傳導物質，進行各種生命所需訊息交換。感情和思想都是因為神經傳導物質在神經元之間進行交換後所產生。

科學家還發現神經傳導物質發射訊息的間隔剛好和「1／f雜訊」完全一致。因此認為生物節奏基本上和「1／f雜訊」一致。

所以當我們的五官接受到外界的「1／f雜訊」時，就會與自己體內的節奏產生共鳴，進而調節自律神經的平衡、得到放鬆的效果。

感覺焦躁不安、大腦疲累時，不妨聽些流水聲或是看看火焰搖晃的影像，應該就能獲得內心平靜。

Point

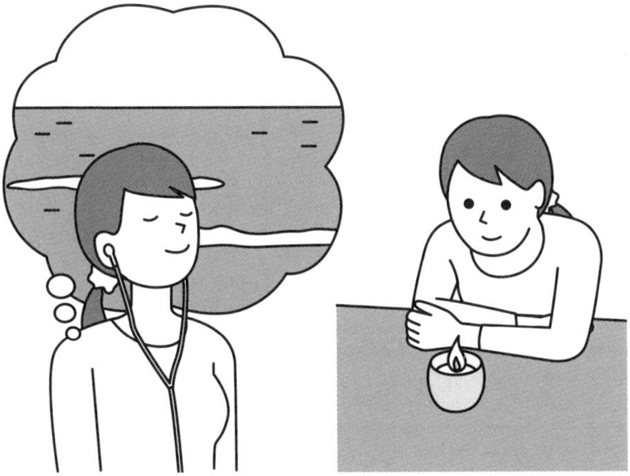

大自然之中充滿許多「1／f雜訊」。放假時可以到大自然走走，聽聽自然界中的溪流聲或海浪聲。應該能獲得不錯的放鬆效果。

\ 身體動作 /

效率提升的方法

099

用意象訓練消除心理層面疲勞

每個人都會在心中描繪出自己的理想樣貌。想要成為理想中的自己，最重要的當然就是努力（提升技術）。除此之外，在日常生活中經常想像自己成功的樣子，也是一個很有效的方法。

聽說日本跳台滑雪界的傳奇選手葛西紀明經常在腦海中想像自己的理想樣貌進行意象訓練，藉此累積各種成功體驗。

高爾夫球壇的一代球王傑克·尼克勞斯（Jack William Nicklaus）則是會一邊想像大腦將指令送到肌肉的樣子，一邊進行揮桿的意象訓練。據說等到真正揮桿時，肌肉就會自動回想起揮桿的動作。

意象訓練之所以有用，是因為大腦可以進行「程序記憶」。所謂程序記憶，指的是可以經由反覆練習而習得某些能力。像是騎腳踏車、學游泳時就會使用到這個大腦功能。

但就算實際上沒有經驗過的事情，還是可以透過訓練取得「程序記憶」。**想像自己獲得成功的樣子，大腦就會記下這個成功體驗，因此實際上也可以朝著成功的目標行動。**當感覺心理疲累、想法變得負面時，不妨想像一下自己積極、樂觀的樣子，給自己一個追求理想狀態的動力。

Point

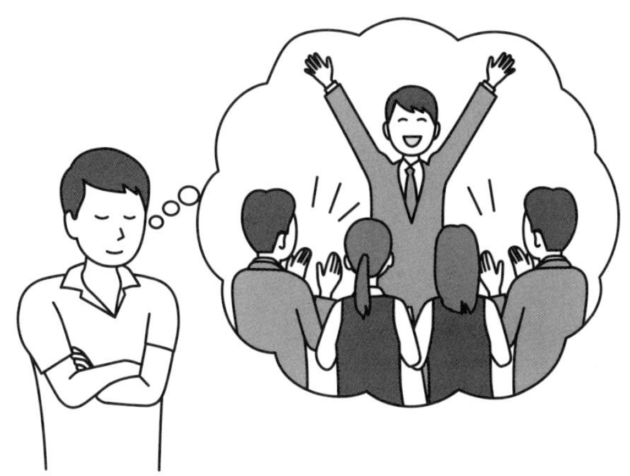

進行意象訓練的時候，可以想像「想成為怎麼樣的自己」和「自己獲得成功的樣子」。據說具體的影像比言語敘述的效果更好。

100

學習不在意

在任何專業領域中都存在著一些「讓別人不舒服的人」。就是那種不懷好意、說話不討人喜歡的「討厭鬼」。不懷好意的人**其實非常沒有自信，因為忌妒你的能力，所以才會處處表現出高人一等的樣子，以消除自己的自卑心。**體育界也一樣，經常可以看見年紀較大的運動員對於優秀的年輕運動員抱持敵意。越是心思細膩的人，越會讓別人這種心懷不軌的念頭往心裡去。建議大家都要學會一些「毫不在意」的訣竅，才不會讓自己一直傷心。

【對付討厭鬼，就要這樣裝作不在意】

討厭鬼：「我來做的話，十分鐘就做完了。」

你：「對啊，我也覺得。」或是：「是喔，所以呢？」或是：「你好厲害喔，謝謝你的指教。」

這樣做就非常完美了。有時候要根據你和討厭鬼之間的關係，斟酌一下打馬虎眼的用法。不論如何，聽到討厭鬼說話時，只要隨便應付一下、隨便稱讚兩句就夠了。相信對方聽了之後就會摸摸鼻子走人。

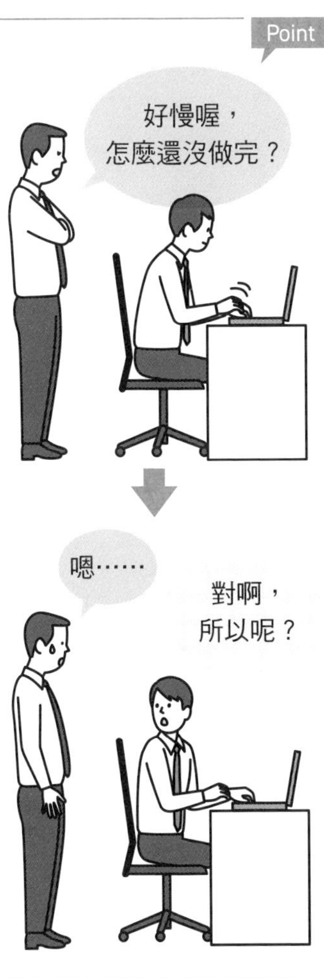

裝作不在意的方式要看時間、場合，如果對方太刻意找碴，不妨就這樣回話。對於保持心理健康非常有效。

後記

我曾經是排球選手，還在打球的時候經常受傷。

後來從球場退下，直到去台灣擔任中華台北女子排球代表隊教練的時候，每天都還為膝蓋痛和腰痛所苦。但我沒有接受醫生治療，抱著死馬當活馬醫的心情在當地接受針灸治療，沒想到多年以來的煩惱居然一掃而空。

那位老醫生說：「為了補足右膝的不足，你走路的時候右邊的臀部會跟著晃，所以腳掌沒有貼地。沒治好的話，一定還會復發。」聽了這番話我真是欽佩得不得了。當時我才深刻體會到人體的每一個部位都是連在一起、會互相影響的，而不是各個部位獨立運作。

在日本的時候，我也有過相同的經驗。三十幾歲時，我的鼠蹊部檢查出良性淋巴腫塊，後來接受手術切除潰瘍。手術結束兩天後，我的左腳突然沒有感覺、也不能動，不得已只好坐輪椅。在大學教學醫院裡接受了仔細檢查還是找不出原因，我以為這輩子都要在輪椅上度過了。半年之後，運動員朋友幫我介紹一位從軍醫退休的老醫生。這位老醫生幫我調整一下身體，失去知覺長達半年的左腳突然又有感覺了。讓他看過幾次之後，我就能走了。

經過這兩次經驗，我才體會到人體的不可思議之處，決定往「動作分析」的道路前進，希望可以藉此幫助許多和我一樣受傷的運動員。很多運動員都在不知不覺中因為錯誤的姿勢和動作而受傷，或在體內不斷累積疲勞，也有很多人只是改變姿勢和動作，就有了戲劇性的進展而康復。

之後我便以這套研究成果為基礎，設計出適用一般民眾生活的內容，推出了這本書。希望各位都能藉由書中介紹的方法，打造「不會累的身體」，每天都能元氣滿滿、充滿活力。

夏嶋　隆

這樣照做就不累！

一流運動員都在實踐的100種方法，不費力、更有效率、減輕肌肉和關節的疲勞

疲れないカラダ大図鑑

作者　夏嶋隆
譯者　龔婉如
主編　鄭悅君
特約編輯　王韻雅
封面設計　FE設計
內頁設計　張哲榮

發行人　王榮文
出版發行　遠流出版事業股份有限公司
地址：臺北市中山區中山北路一段11號13樓
客服電話：02-2571-0297
傳真：02-2571-0197
郵撥：0189456-1
著作權顧問　蕭雄淋律師
初版一刷　2023年6月1日
定價　新台幣420元（如有缺頁或破損，請寄回更換）

ISBN　978-626-361-058-3
遠流博識網　www.ylib.com
遠流粉絲團　www.facebook.com/ylibfans
客服信箱　ylib@ylib.com

TSUKARENAI KARADA DAIZUKAN by Takashi Natsushima

Original Japanese edition published by ASCOM INC.
This Traditional Chinese language edition is published by arrangement with ASCOM INC., Tokyo
in care of Tuttle-Mori Agency, Inc., Tokyo, through LEE's Literary Agency, Taipei.

國家圖書館出版品預行編目（CIP）資料

這樣照做就不累！【圖解】一流運動員都在實踐的 100 種方法，不費力、更有效率、減輕肌肉和關節的疲勞 / 夏嶋隆著；龔婉如譯.
-- 初版 -- 臺北市：遠流出版事業股份有限公司, 2023.06 304 面；14.8 ×21公分
譯自：疲れないカラダ大図鑑 ISBN 978-626-361-058-3（平裝）
1.CST: 姿勢 2.CST: 運動健康 3.CST: 健康法

411.75　　112004313